Fach-
ratgeber
Klett-Cotta

HILFE
AUS
EIGENER
KRAFT

CHRISTINE PREISSMANN

Mit Autismus leben

Eine Ermutigung

Klett-Cotta

Die digitalen Zusatzmaterialien haben wir zum Download auf www.klett-cotta.de bereitgestellt. Geben Sie im Suchfeld auf unserer Homepage den folgenden Such-Code ein: **OM86127**

MIX
Papier | Fördert gute Waldnutzung
FSC® C014496

Klett-Cotta
www.klett-cotta.de
J. G. Cotta'sche Buchhandlung Nachfolger GmbH
Rotebühlstr. 77, 70178 Stuttgart
Fragen zur Produktsicherheit: produktsicherheit@klett-cotta.de

Umschlaggestaltung: Wallbaum/Weiß Freiburg
Unter Verwendung eines Fotos von © nito – stock.adobe.com
Gesetzt in den Tropen Studios, Leipzig
Gedruckt und gebunden von GGP Media GmbH, Pößneck
ISBN 978-3-608-86127-3
E-Book ISBN 978-3-608-11601-4
PDF-E-Book ISBN 978-3-608-20443-8

Vierte Auflage, 2025

Bibliografische Information der Deutschen Nationalbibliothek
Die Deutsche Nationalbibliothek verzeichnet diese Publikation
in der Deutschen Nationalbibliografie; detaillierte bibliografische
Daten sind im Internet über http://dnb.d-nb.de abrufbar

Inhalt

Der Beginn – ein Vorwort

Zu Beginn der 1970er-Jahre wurde ich als erstes von drei Kindern meiner Eltern in einer hessischen Kleinstadt geboren – in eine Welt, die mir auch heute noch, im bereits mittleren Erwachsenenalter, über weite Strecken fremd ist. Inzwischen kann ich mein Leben genießen, doch bis zu diesem Punkt war es ein weiter Weg, der noch immer zahlreiche Hürden bereithält.

Größtenteils aber habe ich meinen Platz im Leben gefunden und möchte mithelfen, eine solch ruhige, befriedigende und durchaus auch glückliche Situation ebenso für andere Menschen im Autismus-Spektrum zu erreichen. Deshalb freue ich mich sehr über die Möglichkeiten, die mir in diesem Bereich gegeben sind, meine Vorträge und Publikationen und darüber, nun auch eine eigene Autismus-Sprechstunde in unserer Klinik anbieten zu dürfen. Dort konnte ich bereits zahlreiche Betroffene und Angehörige beraten und ermutigen.

Das vorliegende Buch richtet sich an Menschen im Autismus-Spektrum, ihre Angehörigen und alle, die mit autistischen Menschen arbeiten. Es enthält sowohl eigene Erfahrungen als auch allgemeine Hilfen für die unterschiedlichen Lebensbereiche und Anforderungen. Vieles davon sind Antworten auf die zahlreichen Fragen, die mir im Rahmen meiner Aktivitäten immer wieder gestellt werden. Mein Buch ist deshalb ebenso ein Erfahrungsbericht wie eine Sammlung möglicher Lösungen, Strategien und Wege. Es soll dazu ermutigen, die individuell passende Unterstützung zu finden und vor allem nicht aufzugeben. Es sind immer Hilfen möglich, um ein erfülltes Leben führen zu können – auch mit einer eigenen Autismus-Diagnose oder als Angehöriger eines betroffenen Menschen.

Ich wünsche Ihnen alles Gute und bedanke mich sehr bei den Menschen, die mir dabei helfen: meinen lieben Eltern und meinen Therapeutinnen aus Psycho- und Ergotherapie, die mich bereits seit vielen

Jahren unterstützen. Vielen herzlichen Dank! Und ein herzliches Dankeschön auch an Frau Dr. Treml vom Verlag Klett-Cotta für die Hilfe bei der Realisierung dieses Buchprojekts.

Darmstadt, im September 2019
Christine Preißmann

Autismus – was ist das?

Derzeit wird noch unterschieden zwischen den einzelnen Formen:

- Asperger-Syndrom (F84.5)
- Frühkindlicher Autismus (F84.1)
- Atypischer Autismus (F84.0).

Auch für Fachleute ist jedoch die Abgrenzung nicht immer leicht, deshalb spricht man heute meist von einer Autismus-Spektrum-Störung, um zu verdeutlichen, dass die Auffälligkeiten in jedem Einzelfall unterschiedlich sind und eine sehr große Bandbreite besteht. Es gibt also ein großes Spektrum an typischen Merkmalen, die sowohl Schwierigkeiten als auch Fähigkeiten umfassen. Während einige autistische Menschen nur leicht betroffen zu sein scheinen, besteht bei anderen eine schwere Mehrfachbeeinträchtigung. Ein Kind mit frühkindlichem Autismus zeigt bereits vor dem dritten Lebensjahr Auffälligkeiten

- im sozialen Umgang mit anderen
- in der Kommunikation
- durch sich wiederholende stereotype Verhaltensweisen.

Das Asperger-Syndrom dagegen lässt sich von den anderen Formen abgrenzen durch eine mindestens durchschnittliche Intelligenz und das Fehlen einer sprachlichen bzw. kognitiven Entwicklungsverzögerung. Es bestehen jedoch Auffälligkeiten in der psychomotorischen Entwicklung und in der sozialen Interaktion.

Der atypische Autismus kann diagnostiziert werden, wenn nicht alle Diagnosekriterien (s. u.) vorliegen, gleichzeitig aber keine andere Diagnose in Betracht kommt.

Die nicht selten verwendete Formulierung »autistische Züge« sollte allenfalls dann ihre Berechtigung haben, wenn zusätzlich eine andere Form der Behinderung besteht.

Symptome und Auffälligkeiten

Autistische Menschen nehmen ihre Umwelt anders wahr. Daraus resultiert eine Vielzahl möglicher Symptome, die aber nicht alle in gleicher Weise bei jedem betroffenen Menschen vorliegen.

Allen Autismus-Spektrum-Störungen gemeinsam sind jedoch

- Beeinträchtigungen in der sozialen Interaktion
- Beeinträchtigungen in der Kommunikation
- eingeschränkte und stereotype Verhaltensmuster, Interessen und Aktivitäten.

Weitere häufige Auffälligkeiten bestehen z. B. in

- motorischer Ungeschicklichkeit (insbesondere beim Asperger-Syndrom)
- isolierten speziellen Fertigkeiten und ungleichen Kompetenzen
- dem Bedürfnis nach Gleicherhaltung der Umwelt sowie großer Angst vor Veränderungen und allem Unerwarteten
- dem Bedürfnis nach strikten Routinen, täglich wiederkehrenden Ritualen und festen Strukturen (eingespielte, immer gleiche Tätigkeitsabläufe oder bestimmte Speisen, Kleidung etc.)
- einer auffälligen Detailwahrnehmung (Kleinigkeiten, winzige Fehler etc. können rasch entdeckt werden, das Erkennen übergreifender Zusammenhänge fällt dagegen oft schwer)
- Überempfindlichkeiten hinsichtlich verschiedener Sinnesreize (z. B. können leichte Berührungen, Sonnenlicht, Geräusche oder Gerüche manchmal nicht nur unangenehm sein, sondern regelrecht Schmerzen bereiten)
- dagegen evtl. Unempfindlichkeiten gegenüber Schmerz- oder Temperaturwahrnehmung
- eingeschränktem Fantasiespiel
- Schlafstörungen (Ein- oder Durchschlafstörungen, verschobener Tag-Nacht-Rhythmus etc.).

Neben Schwächen und Schwierigkeiten besitzt jeder Mensch mit Autismus aber auch eine ganz individuelle Kombination aus Stärken und Fähigkeiten. Es ist wichtig, auch diese Seite zu betrachten. Häufige Ressourcen sind:

- Ehrlichkeit, Direktheit: Viele autistische Menschen lügen nicht, sie sagen offen, ehrlich und direkt, was sie denken. Hintergedanken, List und Täuschung sind ihnen fremd.
- Perfektionismus: Die Betroffenen erledigen das, was sie tun, sehr exakt und genau.
- Pünktlichkeit, Verlässlichkeit: Akzeptierte Regeln werden verlässlich befolgt, ein vereinbarter Termin meist sehr pünktlich eingehalten (die Regeln müssen dafür aber manchmal detailliert erläutert werden!).
- Hartnäckigkeit, Entschlossenheit: Viele Betroffene verfolgen ihre Ziele sehr hartnäckig und sind hier auch nicht zu Kompromissen bereit.
- Detailwahrnehmung: Menschen mit Autismus bemerken oft kleine Einzelheiten, die anderen Menschen gar nicht auffallen. Wenn es z. B. im beruflichen Umfeld darum geht, winzige Abweichungen, Fehler etc. herauszufinden, können sie häufig ihre Stärken ausspielen.
- Sensible Sinneswahrnehmung: Oft werden z. B. Geräusche erkannt, die andere Menschen nicht hören.
- Gutes Gedächtnis: Es besteht nicht selten eine sehr gute Merkfähigkeit für eine große Anzahl von Fakten.
- Besonderer Humor: Manchmal werden autistische Menschen als humorlos beschrieben, was aber nicht stimmt. Vielmehr haben sie oft einen ganz einzigartigen Humor, der sich jedoch meist von dem anderer Menschen unterscheidet und deshalb manchmal nicht richtig erkannt werden kann.
- Begeisterung: Wenn sie sich für ein Thema oder eine Tätigkeit interessieren, können sich Menschen mit Autismus mit großer Begeisterung und Ausdauer darin vertiefen und sich viel Wissen darüber aneignen. Manche Betroffene kennen sich auf speziellen Gebieten besser aus als alle anderen Menschen, und sie sind oft ausgesprochen motiviert, wenn es um diese »ihre« Bereiche geht.

Häufigkeit

Die Häufigkeit von Autismus-Spektrum-Störungen wird mit etwa 1% angegeben, es ist also von mehreren Hunderttausend unmittelbar betroffenen Menschen in Deutschland auszugehen. Die deutliche Zunahme an Autismus-Diagnosen lässt sich nach Ansicht von Experten aber eher nicht durch eine Zunahme des Autismus als solchem erklären, sondern vielmehr durch die besseren Kenntnisse der Fachleute. Das Bewusstsein für den Autismus hat also zugenommen, vor allem aber auch das Wissen, dass bei einer solchen Diagnose auch Hilfen möglich sind.

Das männliche Geschlecht ist häufiger betroffen; frühere Angaben von 8:1 zulasten der Jungen scheinen jedoch zu hoch gegriffen. Die Dunkelziffer ist vor allem bei Mädchen und Frauen sehr hoch, denn diese sind in ihrem Verhalten oft ruhiger, wirken weniger auffällig, sodass man ihre Schwierigkeiten häufig nicht oder zumindest nicht auf Anhieb erkennt und sie deshalb nicht selten erst als Jugendliche oder als erwachsene Frauen eine Diagnose und somit eine angemessene Unterstützung erhalten können.

Ursachen

Der Autismus resultiert aus dem Zusammenspiel mehrerer Faktoren, insbesondere die Genetik spielt eine große Rolle. Man geht davon aus, dass zahlreiche Gene beteiligt sind. Die exakten Gene konnte man jedoch noch nicht identifizieren. Diskutiert wird aber vor allem eine genetische Prädisposition in Verbindung mit dem Auftreten bestimmter Umweltfaktoren (z. B. Pestizide, Weichmacher, prä- und perinataler Stress, pränatale virale Infektionen wie Röteln-, Masern- oder Zytomegalie-Infektion).

Daneben wurden in Untersuchungen strukturelle und funktionelle Gehirnveränderungen gefunden (u. a. eine schlechtere »Verschaltung« der einzelnen Hirnbereiche untereinander und als Folge eine verringerte Kommunikationsfähigkeit zwischen den Hirnarealen).

Wichtig vor allem für die Bezugspersonen autistischer Menschen ist die Tatsache, dass der Autismus nicht durch etwaige Fehler bei der Erziehung oder durch familiäre Konflikte ausgelöst wird. Und er hat auch nichts mit Unvermögen oder schlechtem Benehmen der betroffenen Menschen selbst zu tun. Menschen mit Autismus finden sich außerdem in allen sozialen Schichten, sämtlichen Ländern und Kulturen.

Verlauf und Diagnostik

Früher wurden Autismus-Spektrum-Störungen als typische Störungen des Kindesalters angesehen, heute jedoch ist unbestritten, dass auch für das Jugend- und Erwachsenenalter eine gute Unterstützung notwendig ist.

Der Autismus wächst sich nämlich nicht aus, sondern besteht lebenslang. In den meisten Fällen kommt es aber über die Lebensspanne zu teils deutlichen Verbesserungen, auch noch jenseits der Jugendzeit. Deshalb unterscheidet sich die Symptomatik im Erwachsenenalter in einigen Punkten im Vergleich zu Kindheit und Jugend, weil die betroffenen Menschen im Laufe der Zeit viele Strategien erlernt haben, um ihre Auffälligkeiten möglichst gut zu kompensieren. Als Erwachsene stoßen sie vor allem dann an ihre Grenzen, wenn Flexibilität und Einfühlungsvermögen in komplexeren sozialen Situationen gefordert sind, vor allem am Arbeitsplatz oder im Hinblick auf Freundschaft bzw. Partnerschaft.

Für eine spezifische Hilfe und Unterstützung ist eine entsprechende Diagnose notwendig. Im Kindes- und Jugendalter ist der Kinderarzt die erste Anlaufstelle für eine orientierende Einschätzung, danach kann eine Vorstellung bei einem spezialisierten Zentrum (Autismus-Therapiezentrum bzw. Sozialpädiatrisches Zentrum) oder einem Kinder- und Jugendpsychiater erfolgen mit dem Ziel, eine spezifische Diagnostik durchzuführen. Diese umfasst standardisierte Verfahren in Form eines Interviews mit den Eltern sowie eines Spielinterviews mit dem Kind. Hierfür werden Situationen geschaffen, die normalerweise soziale Interaktionen hervorrufen (Geburtstagsfeier etc.). Je nach Alter und kognitiver sowie sprachlicher Entwicklung des Kindes können unterschiedliche Module angewandt werden.

Bei Erwachsenen ist die Diagnostik komplizierter. Einerseits gibt es bislang keine standardisierten Diagnoseinstrumente, zudem sind einige typische Symptome nur noch sehr abgeschwächt oder durch gute Kompensationsmaßnahmen auch gar nicht mehr vorhanden. Das macht die Diagnosestellung durch einen Psychiater oder Psychotherapeuten oft zu einer großen Herausforderung.

Das Vorschulalter

Routinen und Rituale

»Ich mochte alles, was einem ritualisierten Ablauf folgte. Katholisch erzogen, liebte ich sehr den bis ins Kleinste vorhersehbaren und strukturierten sonntäglichen Gottesdienst. Später wurde ich Ministrantin, die kirchliche Zeremonie gab mir viel Halt und war vor allem in anstrengenden Zeiten eine große Hilfe für mich.

Auch zu Hause folgte der Ablauf größtenteils einer täglichen oder zumindest wöchentlichen Routine. Meine Eltern gehörten nicht zu der Sorte Mensch, die durch ihr sprunghaftes Verhalten und kurzfristige Planänderungen auffiel, wofür ich ihnen unendlich dankbar war. Auch im weiteren Leben suchte ich mir zur Unterstützung ausschließlich ruhige, strukturierte Menschen, da mir spontane (und damit für mich chaotisch erscheinende) Zeitgenossen sehr viel Stress bereiteten.

Es durfte sich also möglichst nichts verändern. Verspätungen meiner Eltern, etwa zu den Mahlzeiten, endeten oft im Streit – ein Indiz dafür, mit welchem Stress und welcher Angst diese Situationen für mich verbunden waren. Häufig war ich danach verzweifelt, weil ich Auseinandersetzungen nicht mochte und nicht als »böse« wahrgenommen werden wollte, denn das war ich nicht. Aber meine Verzweiflung blieb meist unbemerkt, ich teilte mich nicht mit, denn ich wusste nicht, dass und wie man das tat. Besonders schwer war es für mich jedoch, wenn meine Eltern ihre Bekannten einluden. Ich wollte unser Zuhause nicht mit Fremden teilen müssen, vor allem aber störte mich deren Geruch. Manche Besucher rochen nach Zigarettenrauch, andere hatten eine für mich übelriechende Kleidung. Noch heute bin ich sehr empfindlich, was den Geruchssinn oder auch andere Sinnesreize betrifft.

Eine bis heute anhaltende Vorliebe entstand bereits in früher Kindheit: Ich liebe das Weihnachtsfest. Zunächst waren es die Weihnachtsmärkte, die es mir angetan hatten, denn ich erstellte mir immer einen Plan, in dem ich aufzeichnete, an welcher Stelle welcher Weihnachtsmarktstand zu finden war. Jedes Jahr lief ich mit meinem Plan dorthin und freute mich, wenn alles in Ordnung und jeder Stand an dem Ort war, den mein Plan und ich ihm zugedacht hatten.

Ja – und dann haben meine Eltern das wohl sehr gut gemacht und versucht, diese meine doch sehr isolierte Vorliebe zu einem ganz umfassenden Interesse für das Weihnachtsfest insgesamt auszubauen, also für die Lieder und Geschichten, Gerüche, Dekorationen und Bastelarbeiten, Weihnachtsgebäck, religiöse Aspekte – und für die Menschen, die Weihnachten feiern.

Das möchte ich auch heute immer als Anregung nennen: Oft ist es möglich, aus einem eng umschriebenen Interessengebiet den Blick auf das größere Ganze zu richten und die betroffenen Kinder zu motivieren, sich auch mit Neuem und vor allem mit anderen Menschen zu beschäftigen. Aber hierfür sind eben Anleitung und Begleitung nötig. Falsch ist es dagegen, die Beschäftigung mit dem Spezialinteresse völlig zu unterbinden, denn sie dient ja der Beruhigung, Entspannung und Erholung.

Auch in meiner Lieblingszeit, der Adventszeit, gab es aber schwierige Situationen, die für mich besonders schlimm waren, weil ich diese Wochen so gern mochte. So liebte ich es, mit meiner Mutter Plätzchen zu backen, und brauchte nicht viele Formen dafür. Vielmehr wollte ich immer nur Sterne backen, denn Enten, Herzen oder Kleeblätter passten ja eigentlich gar nicht so recht zu Weihnachten. Ich erinnere mich gut an meine Verzweiflung, als mein Bruder einmal eine »Zimtente« ausgestochen hatte. Ich konnte mich kaum beruhigen, es gehörte sich nun einmal nicht, aus dem Zimtstern-Teig eine Entenfigur auszustechen. Mein Bruder dagegen wusste gar nicht, was eigentlich los war. Heute lachen wir manchmal gemeinsam, wenn wir uns an die »Zimtente« erinnern.

Außerdem war es schwer für mich, überrascht zu werden, auch dann, wenn es sich eigentlich um etwas Schönes und Positives handelte. Ich bekam gern Geschenke, die ich mir gewünscht hatte, aber ich wollte eben vorher wissen, was es sein würde. In meinen ersten Lebensjahren war es deshalb sehr anstrengend an Weihnachten, wenn die Päckchen ausgepackt werden sollten. Ich wusste nicht, was mich erwartete; das bedeutete für mich deutlich mehr Stress als Glücksempfinden. Irgendwann fand ich durch Zufall die Verstecke, an denen meine Eltern die Weihnachtsgeschenke für mich und meine beiden Brüder aufbewahrten, und lief dann jedes Jahr kurz vor Weihnachten in ihr Schlafzimmer, wenn sie gerade nicht zu Hause waren, um im Schrank nachzusehen, was ich diesmal wohl bekommen würde. Für mich war das eine große Hilfe, so konnte ich voller Vorfreude auf die Bescherung an Heiligabend warten.

Auch heute noch machen wir uns dies im Kreis der Familie zunutze, indem wir uns rechtzeitig vor dem Fest gegenseitig unsere »Wunschzettel« schicken. So kann jeder sicher sein, Geschenke zu finden, die dem anderen auch wirklich gefallen. Das ist also eine Maßnahme, von der wir alle profitieren. Vor allem aber habe ich eine gewisse Sicherheit und kann mich auf das einstellen, was mich erwarten wird.

Spielverhalten und abweichende Interessen

Zu Hause ging es mir insgesamt aber gut. Problematisch wurde es für mich vor allem dann, wenn ich mit Gleichaltrigen zusammen war. Im Kindesalter spielte ich meist allein, konnte nur wenig mit den anderen Kindern anfangen, aber das störte mich damals noch nicht sehr. Langeweile kannte ich nicht, ich konnte mich immer beschäftigen und wirkte auch auf andere Menschen ausgeglichen. Ein gemeinsames Spiel aber war schwierig, es musste alles nach meinen Vorstellungen und Regeln geschehen, dabei war ich auch durchaus kreativ, wollte aber selbst die Vorgaben machen. Ich ordnete meine Spielsachen lieber nach ihrer Größe, als sie so zu benutzen, wie es vorgesehen war. Andere Kinder waren da eher lästig, weil sie diese meine Ordnung zerstörten. Der

Kontakt zu meinen beiden jüngeren Brüdern war vermutlich auch deshalb recht unproblematisch, weil ich als Älteste eben meist bestimmen konnte, was nach welchen Regeln gespielt wurde.

Da ich das erste Kind meiner Eltern war, hatten diese natürlich auch keine Vergleichsmöglichkeiten. Viele meiner Auffälligkeiten wurden deshalb als selbstverständlich hingenommen. Das hatte Vor- genauso wie Nachteile, war aber sicher mit dafür verantwortlich, dass es nur wenig Konflikte mit meinen beiden jüngeren Brüdern gab. Mein Verhalten wurde nicht weiter hinterfragt, ich war einfach so, wie ich war. Hinzu kam, dass ich kein »typisches Mädchen« war. Wenn andere sich mit Puppen, Schminkkoffern, schönen Kleidern oder Pferdebüchern beschäftigten, ging ich lieber mit meinen Brüdern nach draußen, um Fußball zu spielen oder mit der Laubsäge zu hantieren. Fantasiespiele gelangen mir nicht, viel lieber widmete ich mich meinen konkreten Interessen, den Abflugplänen des Frankfurter Flughafens oder meinen Weihnachtsmarktplänen. Stets lernte ich den neuen Flugplan oder das Telefonbuch unserer Stadt auswendig. Das gab mir Sicherheit und entspannte mich. Aber ich beschäftigte mich damit allein und teilte meine Freude daran nicht mit anderen, auch nicht mit meinen Eltern.

Anfangs störte es mich nicht, allein zu spielen, nach und nach aber hätte ich gern auch mal mitgemacht, wenn sich die anderen Kinder miteinander beschäftigten. Schon als Kleinkind analysierte ich manchmal meine Situation. Irgendwann fiel mir auf, dass es wichtig ist, verschiedene Fähigkeiten zu besitzen, um zumindest zeitweise »dabei sein« zu können, ich selbst diese Fähigkeiten aber offenbar nicht besaß.

Wenn ich heute meiner kleinen Nichte bei ihrem Spiel zusehe, so fallen mir deutlich die Unterschiede im Spielverhalten auf. Sie hantiert in ihrer Puppenküche, kocht für die Püppchen in einem winzigen Topf eine »Suppe«, reicht ihnen die imaginäre Flüssigkeit, überlegt sich eine Unterhaltung für sie und legt sie schließlich schlafen. Dies alles wäre mir nie gelungen, und heute noch fällt es mir schwer, mich auf dieses Spiel einzulassen. Meine Nichte ist mir mit ihren nicht einmal fünf Jahren auf diesem Gebiet ein ganzes Stück voraus.

Gut für mich war aber sicher, dass es damals noch nicht so viel Spielzeug gab, das die Sinne so stark beanspruchte, wie das heute oft der Fall ist. Ein Spielzimmer, übersät mit blinkenden oder quietschenden Spielsachen, wäre für mich ganz sicher unerträglich gewesen.

Kindergarten

Obwohl ich im Kindergarten recht zufrieden wirkte, ging ich nicht gern dorthin und verstand auch den Zweck dieser Einrichtung nicht. Beschäftigen konnte ich mich schließlich auch allein, die anderen Kinder waren nicht nötig. Trotzdem aber war der Besuch vorgesehen, und man verständigte sich darauf, dass ich vormittags hinging, nachmittags aber in der Regel zu Hause bleiben durfte. Auch das aber war manchmal schon zu viel für mich.

Wenn im Kindergarten freies Spiel verlangt wurde, war ich verloren; standen dagegen konkrete Aktivitäten auf dem Plan, ging es mir dort ganz gut. Besonders gern mochte ich Unternehmungen, bei denen ich etwas lernen konnte, so gefielen mir sehr die Besuche bei der Feuerwehr oder dem Zahnarzt in unserer Gegend. Außerdem liebte ich ruhige Beschäftigungen wie Basteln oder das Anschauen von Büchern, vor allem Sachbücher mochte ich sehr. Dagegen war ich motorisch ungeschickt und hasste Bewegungsspiele im Freien oder die Kletter- und Balancierübungen, die den anderen Mädchen so viel Spaß machten.

Gegen Ende der Kindergartenzeit wurde ich einmal von einem Jungen so unglücklich angerempelt, dass ich vom Balancierbalken abkam und stürzte. Ich hatte keine starken Schmerzen, aber das Bein fühlte sich merkwürdig an und es gelang mir vor allem nicht, wieder aufzustehen. Da ich nicht weinte, sah die Erzieherin zunächst keine Notwendigkeit einzugreifen. Dann aber kam sie hinzu und fragte, was denn los sei. »Ich habe mein Bein gebrochen«, erklärte ich, vermutlich ohne emotionale Beteiligung und ohne natürlich im Kindergartenalter wirklich zu wissen, was das bedeutete. Deshalb lächelte die Erzieherin zunächst auch über diese Worte, rief später dann aber doch den Krankenwagen, als sie sah, dass ich gar nicht aufstehen konnte.

Die Sanitäter zerschnitten rasch ohne jede Vorwarnung meine Hose, da sie mein Bein untersuchen und schienen wollten. Von diesem Zeitpunkt an schrie ich ohne Unterbrechung, sodass man annahm, ich hätte stärkste Schmerzen, und mir eilig Medikamente gab. Diese Präparate aber halfen natürlich nicht gegen meinen Kummer, denn man hatte meine Lieblingshose zerschnitten, eine in meiner Lieblingsfarbe und aus ganz weichem Stoff, ein so schönes Exemplar, wie ich es leider nie wieder fand. Als meine Mutter mich in diesem Stofffetzen sah, wusste sie sofort, was los war, und ihr gelang es dann auch allmählich, mich ein bisschen zu beruhigen. Es ist einfach so wichtig, dass alle zusammenarbeiten, wenn man ein Verhalten nicht versteht. Wäre meine Mutter nicht da gewesen, hätte niemand den Grund für mein Weinen erkannt, denn mir selbst gelang es damals nicht, auf solche Aspekte hinzuweisen, vor allem dann nicht, wenn ich Kummer hatte. Außerdem ging ich davon aus, dass andere wüssten, was mich beschäftigte.

Ich konnte nun nicht mehr den Kindergarten besuchen, was mich nicht sonderlich störte, denn ich beschäftigte mich sehr gut allein zu Hause. Die Erzieherinnen aber hatten eine große Überraschung ausgeheckt, die sie freudestrahlend meinen Eltern präsentierten: Sie wollten mir jeden Tag zwei Kinder aus meiner Gruppe zu Besuch schicken, damit mir nicht mehr so langweilig sein würde (als wäre mir jemals langweilig gewesen! Das Leben hatte doch so viele spannende Dinge zu bieten!). Ich durchlitt eine entsetzliche Zeit und würde mich im Rückblick als sehr verzweifelt beschreiben, denn ich durfte nicht laufen, konnte mich daher nicht von den anderen Kindern entfernen und war ihnen wehrlos ausgeliefert. Notgedrungen entwickelte ich eine sehr wichtige Fähigkeit, ich lernte erstmals, mich mit meinen Schwierigkeiten zu arrangieren und meine Ressourcen gewinnbringend einzusetzen. In diesem Fall sah das so aus, dass ich die Möglichkeit entdeckte, blitzschnell auf dem Boden entlangzurobben, um zu fliehen und allein sein zu können. Das war eine große Erleichterung für mich, endlich hatte ich wieder selbst zumindest ein Stück weit die Kontrolle über die Situation erlangt, was auch in meinem späteren Leben immer wieder eine große Rolle spielen sollte.

Bedürfnis nach Struktur und Vorhersehbarkeit

Wie bereits erwähnt, war schon immer ein geplanter, vorhersehbarer und strukturierter Tagesablauf für mich wichtig, und umgekehrt hatte ich die größten Schwierigkeiten, wenn die Struktur fehlte. Das wurde auch deutlich bei den Urlaubsreisen mit meinen Eltern. Wir waren oft in den Bergen, ich mochte das und kannte es ja auch nicht anders. Als ich älter wurde und gern mal an einen See gefahren wäre, fand man Kompromisse und wählte Gegenden mit schönen Bergseen, in denen ich baden konnte. Das war in Ordnung so. Die ländliche Umgebung kam mir entgegen, ich liebte es, immer zur gleichen Zeit morgens das »Milchauto« zu beobachten, das von den Höfen die Milch abholte. Diese Routinen und die technischen Abläufe gefielen mir.

Schwierig dagegen war, dass ich auch sonst alles ganz genau planen und bestimmen wollte, um Sicherheit zu haben, wie der Tag ablaufen würde, und so weniger Angst zu verspüren. Das war meinen Eltern damals so natürlich nicht bewusst, sie wollten ihre Urlaubstage einfach nicht nach einem festgelegten Schema verbringen. »Wir schlafen aus und schauen dann mal, was wir machen wollen« – wie ich solche Sätze hasste! Wir brachen also irgendwann auf, unternahmen Wanderungen zu Zielen, die wir nicht kannten, und wussten nicht, wie lange wir dorthin unterwegs sein würden. Meine Mutter versuchte, mich zu beruhigen: »Wir werden wieder früh zurück sein.« – »Und vielleicht gibt es irgendwo ein Eis«, fügte mein Vater hinzu. Das war so ein Satz, der überhaupt nichts aussagte und deshalb auch nicht zu meiner Beruhigung beitragen konnte: Natürlich wird es wohl irgendwo ein Eis geben – aber wann, wo und welches Eis? Und aufgrund der Erläuterung meiner Mutter rechnete ich mit einer Rückkehr am Vormittag, sie selbst verstand aber unter »früh«, dass wir am späten Nachmittag zurück sein würden. Ach, es war alles zu schwierig … Heute weiß ich, dass ich auf diese Weise meine freie Zeit nicht verbringen kann und nicht verbringen möchte, weil ich das nicht als Erholung empfinde, sondern vielmehr in solchen Momenten noch zusätzlichen Stress habe.

Problematisch war aber auch bereits die Fahrt zum Urlaubsort. Ich litt sehr, weil ich nicht wusste, wie lange es noch dauern würde, und Beteuerungen wie »Wir sind bald da« halfen mir auch nicht weiter, sondern verwirrten mich nur, wenn meine Eltern dann etwas später ankündigten, wir hätten »nun die Hälfte bald geschafft«. Irgendwann erkannten meine Eltern meine Not und stellten mir in der Folge einen Plan unserer Fahrtstrecke mittels Kopien aus dem Straßenatlas zusammen. Da ich die Zahlen lesen konnte, war es mir möglich, die einzelnen Autobahnausfahrten zu identifizieren und so mitzuverfolgen, wo wir uns gerade befanden. Das war das Beste, was man für mich tun konnte: Ich war beschäftigt, wusste, welche Strecke wir schon zurückgelegt hatten, und konnte dann zusammen mit meiner Mutter meinen Vater darauf vorbereiten, wann die Autobahn gewechselt werden musste. Navigationsgeräte waren damals ja noch nicht erfunden.

Häufig fanden meine Eltern also intuitiv Strategien für meine Schwierigkeiten, die es mir ermöglicht haben, die Situation zu bewältigen und auch ein Stück weit zu genießen.

Um Hilfe bitten

Lange war es mir unmöglich, anderen Menschen von meinen Sorgen und Nöten zu erzählen. Ich wusste nicht, dass man das tat, und sah auch keinen Sinn darin – allein durch das Berichten konnte sich ja nichts verändern. Egal, ob es sich um negative oder positive Erfahrungen des Tages handelte, auf die Schilderung meiner Erlebnisse mussten meine Eltern größtenteils verzichten. Und es wäre mir auch nie eingefallen, eine Erzieherin im Kindergarten um Unterstützung zu bitten, ich machte stattdessen problematische Situationen schon als kleines Kind mit mir selbst aus und äußerte kaum eigene Wünsche oder Bedürfnisse. Das führte dazu, dass man mich für ein sehr genügsames Kind hielt, weil ich nie nach etwas fragte. Natürlich hatte ich durchaus manchmal den einen oder anderen Wunsch, kam aber nicht auf die Idee, ihn mitzuteilen, damit er sich erfüllen ließ. Für mich war klar, dass meine Umgebung doch wissen müsste, was ich mir wünschte.

Probleme beim Sprachverständnis

Besonders schwer war es für mich, Äußerungen und Anforderungen zu verstehen, die nicht ganz eindeutig formuliert waren. Egal, ob es sich dabei um Redewendungen handelte oder Sätze wie »Man sollte dieses oder jenes tun« – es gelang mir nicht, Anforderungen, die auf diese Weise ausgesprochen wurden, richtig zu verstehen und dann auch auf mich zu beziehen. Das führte immer wieder zu Missverständnissen oder auch zu Reaktionen, die man für eine Provokation hielt. Ich dagegen hatte mir jeweils gar nichts Böses dabei gedacht.

Bei meinem Unfall im Kindergarten fragte man mich etwa, ob ich meine Hose ausziehen könnte. Natürlich konnte ich das und hielt das für eine reichlich blöde Frage – ich war ja kein Baby mehr. Aber dass ich es auch hätte tun sollen, konnte ich aus dieser Frage nicht heraushören. So zerschnitt man mir sie leider, weil alle annahmen, meine Schmerzen wären einfach zu stark dafür.

Auf unseren Urlaubsreisen stellte meine Mutter, die die Routenplanung übernahm, weil das meinem Vater schwerfiel, immer wieder klar, wir müssten uns »da vorne links halten«. In der Regel hatte ich meinen Platz auf der Rückbank am rechten Fenster und fand es lästig und unpraktisch, mich irgendwo links festhalten zu sollen. Aber ich gab mir Mühe und beklagte mich nicht, weil es ja offenbar so vorgesehen war.

Und an Heiligabend fand stets »gegen 17 Uhr« die Bescherung im Familienkreis statt, wobei ich Wert legte auf die exakte Uhrzeit, meine Eltern dagegen auf das Wort »gegen«. Dadurch kam es leider immer wieder zu Auseinandersetzungen. Mein Umfeld fand mich penibel, kleinlich, pingelig oder schikanierend und provozierend, was mir wehtat. Ich nahm die Äußerungen der anderen doch nur ernst und wollte sie beim Wort nehmen.

Strategien, Wege und mögliche Lösungen

Häufige Auffälligkeiten im Kindesalter

Soziale Interaktion

- Die Kinder haben meist Schwierigkeiten, angemessen Blickkontakt zu halten.
- Sie zeigen oft nur wenig Mimik, Gestik und Körpersprache.
- Sie können subtile soziale Hinweise (Lächeln, Grimasse, entsetzter Blick etc.) oft nicht erkennen und nicht richtig deuten.
- Es fällt ihnen schwer, den Tonfall, die Stimme, den Gesichtsausdruck oder die Gesten anderer Menschen korrekt zu interpretieren.
- Die Kinder zeigen oft nur wenig Interesse an anderen Personen und sind ungeschickt im Hinblick auf Beziehungen zu Gleichaltrigen mit gemeinsamen Interessen, Aktivitäten und Gefühlen.
- Freude, Interessen oder Tätigkeiten werden oft nicht mit anderen Menschen geteilt, das Spielzeug nicht den Eltern gezeigt o. Ä.
- Es fällt den Kindern schwer, Wünsche, Absichten, Ziele etc. anderer Menschen zu erkennen und angemessen darauf zu reagieren.
- Sie können das Verhalten der anderen oft nicht verstehen und nicht vorhersagen.
- »So-tun-als-Ob«-Spiele oder soziale Imitationsspiele gelingen meist nicht.
- Manchmal werden lieber Kontakte zu jüngeren Kindern (weil man dann das Spiel und dessen Regeln selbst bestimmen kann) oder zu

Erwachsenen gesucht (weil diese toleranter sind und sich auf die Vorschläge und Wünsche des Kindes eher einlassen), nicht dagegen zu Gleichaltrigen.
- Häufig haben die Betroffenen kein Verständnis für Abläufe innerhalb von Gruppen.

Kommunikation

- Die Sprachentwicklung kann verzögert sein oder auch völlig fehlen, manchmal erfolgen anfangs Laute im Sinne von »Brabbeln«, dann aber hören die Kinder auf damit und stellen ihre Kontaktversuche vollständig ein.
- Viele Kinder entwickeln aber ein normales Sprachvermögen, haben jedoch Schwierigkeiten, einen sprachlichen Kontakt zu beginnen und aufrechtzuerhalten.
- Sie verwenden die Sprache nicht selten stereotyp und repetitiv (einzelne Wörter oder Sätze werden stetig wiederholt etc.).
- Sie sprechen, wenn sie Informationen brauchen oder diese mitteilen möchten, aber nicht, um gesellig zu sein.
- Sie reagieren nicht oder nur verzögert auf Ansprache.
- Manchmal entwickeln sie eigene Wörter oder verwenden unpassende Ausdrücke.
- Sie verstehen die Sprache oft sehr wörtlich, reagieren deshalb unangemessen auf Anforderungen und können mehrdeutige Ausdrücke, Sprichwörter oder Redewendungen meist nicht verstehen.
- Sie sprechen oft gern und ausführlich über ihr Lieblingsthema, über das sie ein ganz außergewöhnliches Wissen erwerben können, und merken nicht, dass sie andere damit langweilen.
- Die Sprache ist oft auffällig (ungewöhnliche, singende, klingende oder auch »roboterartige« Stimme etc.).
- Die Körpersprache und die Stimme passen manchmal nicht zu den gewählten Worten.

Wiederholende, stereotype Verhaltensweisen

- Die Kinder zeigen eine manchmal zwanghaft anmutende Beschäftigung mit stereotypen und begrenzten Interessen, die in Inhalt und Schwerpunkt ungewöhnlich sind, z. B. Zugfahrpläne, Geografie, technische Artikel. Im Laufe der Zeit kann das Interessengebiet wechseln; allen gemeinsam ist jedoch die Funktion: Die Betroffenen erfahren dadurch Entspannung, Angstreduktion und Freude.
- Häufig sind motorische Manierismen mit Hand- und Fingerbewegungen oder komplexen Bewegungen des ganzen Körpers (z. B. Schaukeln).
- Die Kinder beschäftigen sich hauptsächlich mit Teilobjekten oder nicht funktionalen Elementen des Spielmaterials (z. B. Geruch oder Oberflächenbeschaffenheit, ausschließliches Drehen der Räder eines Spielzeugautos, das Spielzeug wird lediglich geordnet, aber nicht zum Spielen benutzt, etc.).
- Die Kinder neigen dazu, immer dasselbe zu tun (gleicher Tagesablauf, stets gleicher Schulweg, immer dasselbe Essen etc.). Schon eine nur geringfügige Veränderung kann zu Angst und Aufregung führen.

Mögliche Frühsymptome

Viele Kinder zeigen schon vor dem 18. Lebensmonat Auffälligkeiten, die auf eine autistische Störung hinweisen können. Dann können die Diagnose früh gestellt und zeitig Hilfen eingeleitet werden. Derzeit wird empfohlen, ab dem 13. Lebensmonat bestehende Symptome abklären zu lassen, da die Auffälligkeiten im ersten Lebensjahr meist zu unspezifisch sind.

Mögliche Symptome bis zum Alter von 18 Monaten sind z. B.:

- Das Kind verhält sich sehr ruhig, meldet sich nur selten oder schreit lange und ist kaum zu beruhigen.
- Es nimmt keinen Blickkontakt auf und reagiert nicht oder ungewöhnlich auf Ansprache, auf Geräusche, Licht, Muster oder Bilder, wirkt manchmal »wie taub«.
- Für andere Geräusche dagegen interessiert es sich oder reagiert überempfindlich und ängstlich darauf (z. B. Staubsauger).

- Es versucht nicht, mit den Eltern zu kommunizieren oder sich mit seinem Spielzeug zu beschäftigen, beteiligt sich nur wenig an sozialen Spielen, scheint mit sich selbst zufrieden zu sein.
- Das Kind zeigt nicht auf einen Gegenstand, um die Eltern darauf aufmerksam zu machen.
- Es schaut die Eltern oder andere Personen nicht an, lächelt nicht und wirkt oft wie ein sehr »ernstes« Kind.
- Das Verhalten anderer Menschen wird häufig nicht imitiert.
- Das Kind gewöhnt sich nur schwer an feste Nahrung.
- Es zeigt kein »So-tun-als-Ob«-Spiel (Spiel mit Puppen etc.).
- Es interessiert sich mehr für Muster (auf Teppichen, Tapeten etc.) als für sein Spielzeug oder den Kontakt zu den Eltern.
- Es hat keine Freude am Spiel mit Gleichaltrigen, den Eltern oder Geschwistern.
- Es schreit oder weint häufig, lässt sich kaum beruhigen, möchte nicht zur Beruhigung in den Arm genommen werden, scheint kein Bedürfnis nach Trost zu haben.
- Es zieht sich zurück, wenn andere Personen versuchen, Kontakt zu ihm aufzunehmen.
- Es kann sich manchmal nur schwer im Raum orientieren, bleibt an »Raumgrenzen« (Teppichkanten etc.) stehen.
- Es sitzt, krabbelt und läuft nicht oder verspätet.
- Es spricht noch nicht oder benutzt Worte nicht dazu, anderen etwas mitzuteilen.
- Es wedelt auffällig mit den Armen, flattert mit den Händen oder verdreht den Körper, die Finger etc.
- Es zeigt Auffälligkeiten beim Essen (kaut nicht, nimmt nur Brei, Flüssiges oder spezielle Speisen zu sich).
- Es schläft schlecht ein, liegt stundenlang wach oder wacht früh auf, scheint nur wenig Schlaf zu brauchen.
- Rückschritt oder Verlust bereits bestehender Fähigkeiten in der Sprache oder der sozialen Interaktion sind möglich.

Es ist wichtig, diese oder andere Auffälligkeiten dem Kinderarzt mitzuteilen (z. B. im Rahmen der Vorsorgeuntersuchungen). Insgesamt ist die Symptomatik jedoch so variabel, dass kaum zwei autistische Kinder dieselben Symptome zeigen. Deshalb ist es in diesem frühen Lebensalter oft schwer, eine Diagnose zu stellen, wenngleich die Eltern meist früh merken, dass mit dem Kind »irgendetwas nicht stimmt«.

Vorschulalter – was ist hilfreich?

Allgemeine Hilfen für den Alltag

Wichtig sind insbesondere Geduld und Optimismus. Viele Verbesserungen zeigen sich erst nach einiger Zeit, aber oft lassen sich dann Fortschritte verzeichnen, die man nie für möglich gehalten hätte.

Sinnvolle Hilfen für ein autistisches Kind sind darüber hinaus u. a.:

- Struktur und Vorhersehbarkeit, Regeln, Routinen und Rituale, z. B. feste Tages- und Wochenpläne für wiederkehrende Abläufe, klare und eindeutige Vorgaben für das Miteinander. Pausen und andere Zeiten mit nur geringer Struktur sind meist besonders schwierig und müssen gut begleitet werden.
- Wichtig ist die Verwendung einer einfachen, unmissverständlichen Sprache. Man muss autistischen Kindern möglichst klare und eindeutige Anweisungen geben, auf ironische oder mehrdeutige Äußerungen verzichten und immer gleich erklären, was man tatsächlich meint. Auf mehrere Anforderungen in unmittelbarer Reihe sollte man verzichten und stattdessen lieber schriftliche Informationen über aufeinanderfolgende Anforderungen geben.
- Die verwendete Mimik bzw. Gestik muss man erklären, wenn diese nicht erkannt und nicht verstanden werden kann.
- Man sollte, wann immer möglich, alternative Möglichkeiten der Kommunikation anbieten, wenn die Verbalsprache nicht erlernt werden kann, z. B. Gebärdensprache, Kommunikation über Schreibtafeln, Computer, Bildkarten etc.
- Bei sozialen Kontakten ist es sinnvoll, vorher die Dauer des Treffens festzulegen, Ruhepausen und Rückzugsmöglichkeiten anzubieten.

- Man sollte immer wieder die Beschäftigung mit den Dingen ermöglichen, die den Kindern Spaß machen, diese aber manchmal zeitlich eingrenzen, damit auch noch andere Dinge erlernt werden können.
- Viele autistische Kinder möchten mit anderen in Kontakt kommen, allein gelingt ihnen das aber oft nicht. Sie brauchen dabei Anleitung und Unterstützung.
- Es ist hilfreich für autistische Kinder, wenn das Umfeld Ordnung schafft und hält.
- Individuelle Schwierigkeiten müssen beachtet und evtl. die Aufgaben und Anforderungen modifiziert werden.

Hilfen für Kindergarten bzw. Kindertagesstätte

Voraussetzungen für einen erfolgreichen und möglichst stressfreien Kindergartenbesuch sind neben den allgemeinen Maßnahmen folgende Bedingungen:

- Hilfreich sind Pläne aller Art, um Regeln und Abläufe zu visualisieren, sowie überschaubare Strukturen mit Ritualen, festen Plätzen, kontinuierlichen Bezugspersonen und Vorhersehbarkeit im Hinblick auf Räume, Aktivitäten etc.
- Veränderungen sollten, wann immer das möglich ist, vermieden werden. Unvermeidliche Veränderungen sollte man frühzeitig ankündigen, den Sinn erklären und auch Fragen dazu beantworten, um dem Kind die Angst zu nehmen.
- Man sollte Möglichkeiten zur Entspannung und Erholung anbieten (z. B. reizarme Räumlichkeiten, ruhige Rückzugsräume etc.).
- Hilfreich sind vor allem zu Beginn möglichst flexible Anwesenheitszeiten und eine ausreichend lange Eingewöhnungszeit.
- Alle Betreuer und die Eltern der anderen Kinder sollten über Autismus-Spektrum-Störungen allgemein und die besonderen Bedürfnisse des betroffenen Kindes informiert werden, damit sie ein Verständnis dafür entwickeln können.
- Wichtig ist die Bereitschaft der Mitarbeiter zur engen Zusammenarbeit und Absprachen mit den Eltern als Experten für ihr Kind.

- Man muss das Kind auf die Neuerungen vorbereiten, ihm beispielsweise die Räume schon vorher zeigen, mit ihm Fotos der Räumlichkeiten oder der Mitarbeiter anschauen, es mit der Hauptbezugsperson vertraut machen, ihm etwas Wichtiges von zu Hause mitgeben. Ein autistisches Kind ist in solchen Zeiten oft sehr verunsichert, darum ist es notwendig, ihm Halt und Struktur zu bieten und seine Verunsicherung zu verstehen.

Die Schulzeit – »die schlimmste Zeit meines Lebens«

Die Mitschüler

»Zeitgerecht wurde ich eingeschult und freute mich zunächst über die vielen Möglichkeiten, neues Wissen zu erwerben. Da ich mich noch nicht ausreichend von meinem Oberschenkelbruch erholt hatte, wurde ich anfangs von meiner Mutter zum Unterricht begleitet und durfte die Pausen im Klassenzimmer verbringen, was meinem Bedürfnis nach Struktur und Ordnung sehr entgegenkam. Der Schulhof mit den vielen Kindern, die wild durcheinandersprangen, gefiel mir von Anfang an nicht. Was sollte man in den Pausen auch tun? Diese freie Zeit brauchte ich nicht, ich wäre viel lieber stattdessen früher nach Hause gegangen. Auch später noch empfand ich Pausen stets als Zeitverschwendung und als riesige Herausforderung und verbrachte sie oft auf der Schultoilette, weil es dort noch einigermaßen erträglich war und man seine Ruhe hatte. Und vor allem deswegen, weil ich dort nicht auffiel und niemand bemerkte, dass ich allein herumlief, während die Klassenkameraden sich miteinander unterhielten und offenbar Spaß dabei hatten. Ein ruhiger Rückzugsraum, das wäre toll gewesen. Vielleicht in einer Schülerbibliothek? Da hätte es mir gefallen.

Was um alles in der Welt hätte ich zu den Gesprächen der anderen auch beitragen sollen? Ich interessierte mich für alles, was mit Weihnachten zu tun hatte, hörte auch im Sommer gern meine Weihnachtsmusik, weil sie mich beruhigte, und störte mich nicht daran, dass andere das als merkwürdig empfanden und man mir sagte, das könne man doch nicht tun. Weshalb denn nicht? Es störte und gefährdete doch niemanden. Also tat ich das auch weiterhin – dann, wenn ich allein war und niemand zuhörte, denn ich hatte doch inzwischen gelernt, dass das sinnvoller war.

Außerdem beschäftigte ich mich noch immer gern mit allen verfügbaren Plänen. Das gefiel mir. Die anderen Mädchen aber interessierten sich für solche Dinge, die mir unwichtig erschienen und mich langweilten, etwa für Kleidung, angesagte Musikgruppen oder für die Jungs aus unserer Jahrgangsstufe. Von alldem hatte ich keine Ahnung. Da gab es also nur wenig Miteinander; manchmal wurde ich toleriert, aber nicht gemocht; meist jedoch wurde ich von den anderen gemieden, weil man mich für merkwürdig hielt.

Oft wurde ich traurig, wenn ich merkte, wie sehr ich mich von den anderen unterschied. Es hätte mich ohne Zweifel überfordert, dauernd in einer Gruppe von Gleichaltrigen zu sein, aber ab und zu hätte ich mir ein Zusammensein sehr gewünscht.

Heute glaube ich, dass es vor allem im Schulalter wichtig ist, geeignete Fähigkeiten zu erlernen, um zumindest zeitweise »dabei sein« zu können. Ich hätte damals jemanden gebraucht, der mir dabei geholfen hätte, mit den anderen in Kontakt zu kommen. Man hätte mir beispielsweise die Themen erläutern müssen, mit denen sich die Klassenkameraden beschäftigten, und ich hätte die Gründe erfahren müssen, weshalb man sich damit beschäftigen sollte – ich selbst empfand das alles als Zeitverschwendung, aber ich hätte es wohl zeitweise auf mich genommen, wenn ich gewusst hätte, dass das nötig gewesen wäre, um vielleicht eine Freundin zu finden oder auch nur ab und zu integriert zu werden.

Insgesamt wäre es sehr sinnvoll gewesen, die Schule dafür zu nutzen, den Kontakt mit den anderen Kindern anzuleiten. Wenn ich nachmittags nach Hause kam, war ich geschafft von dem sozialen Zusammensein und hatte keine Energie mehr, mich mit Gleichaltrigen zu umgeben. Ich brauchte den Nachmittag zur Erholung. Aber in der Schule wäre genug Zeit gewesen, auch solche Kompetenzen zu erwerben.

Lernen

Beim Lernen fiel mir auf, dass viele Fächer für mich leicht zu bewältigen waren, nämlich solche, in denen ich den Unterrichtsstoff auswendig lernen konnte. Damit hatte ich keine Probleme, das kam mir auch später im Studium zugute, wo ich große Mengen an Fakten lernen musste. Schwierig wurde es dagegen dann, wenn keine Detailwahrnehmung, sondern übergeordnetes Denken und das Erkennen der Zusammenhänge gefragt waren, wenn es also darum ging, Texte im Deutschunterricht zu analysieren und zu interpretieren oder der Handlung eines Films zu folgen. Diese Aufgaben konnte ich nicht erfüllen. Beispielhaft erinnere ich mich an eine Aufgabenstellung im Rahmen einer Klassenarbeit, wo wir zwei literarische Werke miteinander vergleichen sollten im Hinblick auf die Beziehungen der Hauptpersonen untereinander. Ich schrieb, dass sich Paar 1 im Roman A genau zweimal küsste, und zwar auf den Seiten 27 und 51, Paar 2 im anderen Buch dagegen dreimal. Für mich war die Aufgabe damit gelöst, und ich konnte nicht verstehen, weshalb man uns für die Bearbeitung dieser reichlich banalen Frage eine so große Zeitspanne zur Verfügung gestellt hatte; und vor allem begriff ich nicht, warum ich eine sehr schlechte Note für meine Antwort erhielt und die Lehrerin das Gefühl hatte, ich wollte sie veräppeln. Im Nachhinein wünschte ich mir, man hätte mich damals auf meine Antwort angesprochen, weil daraus hätte klar werden können, dass ich die Aufgabenstellung nicht verstanden hatte. Vielleicht hätte man dann passende Hilfen für mich finden und meine Auffälligkeiten verstehen können.

Auch hätte ich mir in der Schule ein bisschen Hilfe gewünscht beim Lernen als solchem. Bis zum Abitur habe ich nie gelernt, da ich gar nicht wusste, was ich da hätte tun sollen. Ich setzte mich an meinen Schreibtisch, weil man mich dazu aufforderte, und tat dort das, was mir gefiel. Meist las ich also in irgendwelchen Sachbüchern, die mich gerade interessierten. Aber was damit gemeint war, für eine Arbeit zu lernen, das war mir nicht klar. Später im Studium ging es aber natürlich nicht mehr ohne Lernen, und damals musste ich mir diese Fähigkeit erst mühsam aneignen, die die Gleichaltrigen längst quasi »nebenher« erworben hatten.

Struktur

Das war es, was mir in der Schule am meisten fehlte. Immer andere Unterrichtsfächer mit einer anderen Zusammensetzung der Klasse, dauernd neue Lehrer, Stundenpläne, die dann doch nicht eingehalten wurden, weil ein Pädagoge erkrankt oder anderweitig beschäftigt war, und vor allem die vielen verschiedenen Klassenräume, die in jeder Stunde wechselten – das alles war einfach viel zu chaotisch für mich. Während meine Mitschüler sich auf den Unterrichtsstoff konzentrieren konnten, war mein Kopf damit beschäftigt, wohin ich gleich wieder würde laufen müssen und wer dann neben mir sitzen würde. Die Anforderung, in jedem Schulhalbjahr für jedes Fach neue Sitzordnungen zu finden, gehörte für mich zu den schwierigsten Aufgaben in der Schule insgesamt. Manchmal meldete ich mich am ersten Tag des neuen Halbjahres krank, um dies umgehen zu können. Es war mir ja ohnehin egal, neben wem ich sitzen würde – das heißt, nein, so ganz stimmt das dann doch nicht, aber die netten Mädchen, neben denen ich am liebsten gesessen hätte, die waren natürlich als Sitznachbarinnen längst vergeben.

Es war frustrierend. Und damit es nicht ganz so wehtat, ließ ich eben andere entscheiden. In meinen Gedanken aber kreiste ständig dieses Thema, um jedes Mal wieder neu »aufgekocht« zu werden.

Inklusion

Manchmal frage ich mich, ob es gut war, auf einer Regelschule gewesen zu sein. Natürlich hätte es damals keine andere Möglichkeit gegeben, heute aber hat man eine größere Auswahl. Ich wurde oft von meinen

Klassenkameraden geärgert, und vor allem wurde ich vorgeschoben, wenn es darum ging, die Lehrer zu ärgern. Ich bin kreativ, vor allem im Denken, und hatte deshalb immer neue Ideen und »Dummheiten« im Kopf. Das merkten die anderen Kinder und baten mich stets aufs Neue, diese Lehrerin oder jenen Lehrer gezielt zu provozieren. Das war so gar nicht meine Art, ich war ein liebes Kind, aber meine Mitschüler erklärten mir, es sei eine Regel, dass ich diese Dinge ausführen musste, die sie vorgaben. Ich liebte Regeln als Hilfen für das soziale Miteinander, deshalb konnte ich mich gegen sie nicht wehren.

Heute denke ich manchmal, die Lehrer hätten doch merken müssen, dass diese Aktionen nicht von mir ausgegangen waren. Wenn man mich gezielt dazu befragt hätte, wäre das auch schnell deutlich geworden. Aber stattdessen trugen auch die Lehrkräfte oft noch dazu bei, dass man sich über mich lustig machte. So musste ich häufig meine Aufsätze vor der Klasse laut vorlesen, weil sie so schlecht waren und die Lehrer den Mitschülern demonstrieren wollten, wie man es nicht machen sollte. Das tat mir oft weh, und heute bin ich mir sicher, dass auch das eine Form von Mobbing war und ganz sicher kein wertvolles pädagogisches Konzept.

Insgesamt habe ich die Schule als eine sehr schlimme Zeit in Erinnerung, die ich niemals noch einmal erleben möchte. Und das ist auch einer der Hauptgründe für meinen Einsatz im Bereich Autismus: Ich möchte mithelfen zu verhindern, dass auch noch künftige Generationen von Schülern mit Autismus im Nachhinein ihre Schulzeit auf dieselbe Weise beschreiben müssen.

Aber auf der anderen Seite sind da eben auch das Lernen voneinander und die Qualifikation durch den Schulabschluss. Wenn ich schon damals von meinen Schwierigkeiten gewusst hätte, hätte ich möglicherweise kein Abitur gemacht und vermutlich auch nicht Medizin als Studienfach gewählt. Sicher hätte man versucht, mir Bereiche vorzuschlagen, die in den Augen der anderen für mich als Autistin besser geeignet zu sein schienen. Und das wäre tatsächlich eine Tragödie gewesen, denn ich liebe meinen Beruf und würde mich jederzeit wieder genauso entscheiden. Und ich bin sehr dankbar für all die Möglichkeiten, die ich heute dadurch habe.

Finde ich die Inklusion also richtig? Ich denke schon. Ich glaube, gerade die Möglichkeit, von den nicht beeinträchtigten Mitschülern zu lernen, ist für viele Schüler mit Behinderungen von enorm großem Wert. Aber es ist eben sehr wichtig, die betroffenen Schüler gut zu begleiten, damit sie nicht nur dabeisitzen, sondern auch wirklich dazugehören zu den anderen und sich wohlfühlen können. Dazu braucht es Pädagogen, die genau dafür da sind. Ohne zusätzliches Personal wird die Inklusion sicher nicht gelingen. Aber langfristig ist das deutlich billiger als eine Separierung. Und – was man nicht unterschätzen darf: Auch die nicht beeinträchtigten Schüler profitieren ja von der Anwesenheit ganz unterschiedlicher Mitschüler im Hinblick auf das Erlernen von Fähigkeiten wie Toleranz und Respekt. Ich glaube, der Umgang mit Menschen, die irgendwie »anders« sind, wird dadurch künftig ein bisschen selbstverständlicher werden. Die Inklusion nützt also nicht nur den Schülern mit einer Behinderung, sondern sie ist für alle da.

Gleichzeitig aber ist eine Inklusion nicht in allen Fällen möglich und sinnvoll. Dann, wenn Mobbing überhandnimmt oder wenn die persönliche Situation ein Zurechtkommen in der Regelschule ungünstig erscheinen lässt, stellt eine Förderschule nicht selten die bessere Alternative dar. Förderschulen müssen daher auch zukünftig ihre Berechtigung haben, sie sind wertvolle Ergänzungen der Schullandschaft. Und ein Schulabschluss kann auch später noch nachgeholt werden, was in vielen Fällen sogar leichter ist. Ich kenne viele autistische Menschen, die nach dem Besuch einer Förderschule auf Abendschulen ihre Abschlüsse erreicht haben – bis hin zum Abitur und meist mit viel weniger Demütigungen durch die Klassenkameraden. Man darf also nicht aufgeben. Vieles ist möglich, auch später noch.

Den Übergang begleiten

Gegen Ende der Schulzeit litt ich sehr unter Ängsten. Mein Zeugnis war zu schlecht für eine Bewerbung um eine qualifizierte Ausbildung; gleichzeitig konnte ich aber auch nicht sicher sein, ob sich mein großer Wunsch, Medizin zu studieren, ohne Wartezeit würde realisieren lassen. Arbeitsamt oder auch Beratung durch Angehörige ergaben keine konkrete Tendenz, wenngleich ich mir viel Mühe gab, etwas Passendes zu finden. Häufig wurde mir eine Bürotätigkeit empfohlen, ich aber wusste aus einem Ferienjob, dass das ganz sicher nichts für mich sein würde.

Vermisst habe ich damals die Möglichkeit, die Kenntnisse und Fähigkeiten, die nun an der Schwelle in den Beruf gebraucht wurden, in der Schule vermittelt zu bekommen. Ich wusste gar nicht, was mich jetzt erwarten würde, und diese Unwissenheit und Ungewissheit machten mir Angst. All das, was mich über Jahre hinweg begleitet hatte, brach nun weg. Die Klassenkameraden (wenngleich sie mir zum Großteil eher fremd waren, aber es waren eben jeden Tag dieselben Menschen, an die ich mich gewöhnt hatte), der größtenteils feste Tagesablauf, die bekannten Gebäude – das alles bedeutete relative Stabilität und Sicherheit für mich.

Jetzt, das wusste ich, würde deutlich mehr Eigeninitiative gefragt sein, und ich war mir nicht sicher, ob ich das leisten konnte. Ich informierte mich schon im Vorfeld über alle Einzelheiten des von mir favorisierten Studiengangs, denn Wissen und Vorhersehbarkeit bedeuteten Stabilität für mich. Es ist wichtig, sich z. B. nach den bestehenden Anforderungen und den exakten Studieninhalten zu erkundigen, den Weg zur Universität schon im Vorfeld zu üben und Ansprechpartner in Erfahrung zu bringen. Es hätte mir geholfen, wenn dieser Übergang in Beruf bzw. Studium auch durch die Schule besser begleitet worden und eine gute Vorbereitung auf die Anforderungen des Alltags erfolgt wären.

Sinnvoll erscheinen deshalb schon in der Schule einige zusätzliche Lehrangebote, die langfristig wichtig sind, beispielsweise Themen wie die Gestaltung einer Freundschaft, das Verhalten gegenüber anderen Menschen oder die Vermittlung von Werten wie Toleranz und Respekt. Und auch bei Alltags- und sozialen Kompetenzen brauchen wir ein bisschen Hilfe. Dazu gehören auch so vermeintlich einfache Dinge wie die Körperpflege oder eine der Situation angemessene Kleidung. Ich selbst bin beispielsweise zur Abschlussfeier des Studiums meines Bruders ganz selbstverständlich in Trainingshose und Birkenstock-Sandalen erschienen. Es war ein schöner warmer Tag, ich fand diese Kleidung bequem und praktisch dafür. Mein Bruder aber schimpfte sehr darüber. Heute glaube ich, er schämte sich für mich, was mir sehr leidtat. Es hätte mir geholfen, wenn man vorher die Kleiderordnung mit mir besprochen hätte. Aber das war offenbar für andere Menschen ganz selbstverständlich.

Mir jedoch waren solche Dinge oft nicht klar, und mein Leben bestand dann aus lauter Rätseln, die ohne Hilfe meist nicht zu lösen waren. Manchmal gab es Menschen, die mit mir intensiv ganz speziell die Dinge übten, die mir schwerfielen, weil sie die Auffälligkeiten wahrnahmen und mir helfen wollten. Häufig handelte es sich dabei um für andere nur unwesentlich erscheinende Kleinigkeiten, die im Nachhinein betrachtet aber sehr wichtig für mich waren: Im Alter von 15 Jahren brachte mir z. B. eine sehr liebe und engagierte Bekannte bei, wie man richtig die Hand schüttelt, also wie fest man bei der Begrüßung drücken muss, und wie man das Wort »hallo« richtig betont. Das klingt jetzt reichlich dämlich, und so habe ich mich damals natürlich auch gefühlt, aber im Nachhinein bin ich der Bekannten doch sehr dankbar, dass sie das für mich getan hat, dass sie sich getraut hat, mich auf solche Dinge anzusprechen, die ihr im Kontakt aufgefallen sind, statt im Nachhinein mit anderen über mich zu schimpfen, was sicher für sie die einfachere Variante gewesen wäre. So aber bin ich dankbar für viele kleine Erklärungen netter Menschen, die mir dadurch mein Leben, wie es heute ist, erst ermöglicht haben.

Individuelle Lebensentwürfe

In letzter Zeit gibt es sehr viel Interesse am Thema Autismus seitens der Lehrerschaft, und ich begrüße es sehr, dass man sich darüber Gedanken macht. Ich wünsche mir, dass es immer besser gelingt, den betroffenen Schülern dabei zu helfen, ihren eigenen Weg zu gehen, auch dann, wenn man als Außenstehender diesen Weg vielleicht nicht für richtig hält. Manchmal erinnere ich mich bei diesen Gedanken an den Schulleiter, der mir das Abiturzeugnis überreichte und mir bei dieser Gelegenheit zu verstehen gab, dass ich in seinen Augen für ein Medizinstudium auf keinen Fall geeignet sei, viel zu faul und auch längst nicht intelligent genug. Das traf mich doch ziemlich.

Eine sinnvollere Strategie hätte ja z. B. darin bestehen können, mit mir gemeinsam zu überlegen, was es für diesen meinen Berufswunsch wohl gebraucht hätte.

Glücklicherweise jedoch ließ ich mich von meinem Weg nicht abbringen und bin wahnsinnig dankbar dafür. Auch in Gesprächen mit vielen anderen betroffenen Menschen merke ich immer wieder, dass die Unterstützung im Hinblick auf die eigene Identität wohl das Wichtigste ist, was man für uns tun kann. Man wird also künftig auch bereits in der Schule einen deutlich größeren Wert auf die Individualität eines jeden einzelnen Menschen legen und Hilfe anbieten müssen bei der Entwicklung der eigenen Persönlichkeit, hin zu den ganz eigenen Wünschen, Bedürfnissen und Zielen. Das höchste Ziel dabei ist dann eben nicht die Normalisierung, also die Fähigkeit, nicht aufzufallen, sondern es geht darum, ein für die eigene Person passendes Leben zu führen. Dies muss bereits im Kindesalter geschätzt und gefördert werden, auch dann, wenn es für die Pädagogen manchmal anstrengend ist, weil diese Kinder alles hinterfragen.

Die meisten Betroffenen merken, dass es dauerhaft zu viel Stress bedeutet, sich immer verstellen zu müssen, sie definieren deshalb vor allem im Erwachsenenalter ihr Lebensglück über eine größtmögliche Individualität. Es ist also für jeden Menschen wichtig, die ganz persönliche »Nische« zu finden, und dabei muss man Menschen mit Autismus gezielt unterstützen. Den Umgang mit individuellen Stärken und Schwierigkeiten eines jeden Menschen, ganz unabhängig vom Thema Autismus, in den Klassen einzuführen und anzuleiten, möchte ich für alle Schulen anregen. Und ich finde es sehr wichtig, allen Kindern beizubringen, dass man sich auch gegen Autoritätspersonen wehren darf, wenn man etwas nicht möchte. Wie dies in angemessener Weise geschehen und an wen man sich dafür wenden kann, muss vermittelt werden.

Strategien, Wege und mögliche Lösungen

Schule – individuelle Hilfen

Folgende allgemeine Maßnahmen können Schülern mit Autismus helfen:

- Möglichkeit, die Pausen im Schulgebäude zu verbringen, z. B. im Klassenraum oder in der Schülerbibliothek (der Aufenthalt im Pausenhof bereitet autistischen Kindern oft viel Stress)
- Anpassung auch anderer Klassen- bzw. Schulregeln für den Schüler mit Autismus (Kopfhörer etwa, die an vielen Schulen eigentlich verboten sind, können für autistische Schüler sehr hilfreich sein)
- Anpassungen des Klassenraums bzw. des Stundenplans für den betroffenen Schüler; ruhige Rückzugsmöglichkeit für den Bedarfsfall (Krisensituationen), überschaubarer Arbeitsplatz, reizarme und ablenkungsarme Umgebung
- Individualisiertes Curriculum möglichst für alle Schüler mit inhaltlichen sowie methodischen Modifikationen; dies erfordert Zeit und ausreichend Personal
- Berücksichtigung des Bedürfnisses nach Struktur und Vorhersehbarkeit, nach gleichförmigen, geordneten Abläufen. Veränderungen sollten frühzeitig angekündigt werden, damit der autistische Schüler sich rechtzeitig darauf einstellen kann und dadurch weniger Angst erlebt
- Zur Steigerung der Lernmotivation kann gut das spezielle Interessengebiet genutzt werden

- Feste Ansprechpartner z. B. aus der Lehrerschaft für Fragen aller Art, in Krisensituationen und auch als Hilfe, um mit den Klassenkameraden in Kontakt zu kommen
- Älterer Schüler oder besonders zuverlässiger und verständnisvoller Mitschüler als »Pate«
- Ritualisierung durch tägliche Routinen und feste Abläufe
- Spezifische Unterrichtsinhalte für den betroffenen Schüler, z. B. Training sozialer und kommunikativer Kompetenzen, Umgang mit Veränderungen und Unvorhergesehenem, motorische / sportliche Förderung etc.
- Entscheidend ist es, den Schulalltag für das Kind ein bisschen weniger anstrengend zu gestalten. Viele betroffene Schüler können sich in der Schule halbwegs zusammenreißen, zu Hause aber entlädt sich dann der aufgestaute Stress an den Eltern. Es ist sehr wichtig, dies als ein Zeichen der Überforderung zu verstehen und nicht als schlechtes Benehmen oder als Erziehungsfehler der Eltern!
- Therapeutische Unterstützung anregen, um im geschützten Rahmen die Dinge zu lernen, die die Gleichaltrigen sich im direkten Kontakt aneignen, und um bei ihren Themen ein bisschen mitreden zu können
- Regelmäßiger Austausch und Zusammenarbeit von Lehrern, Eltern, Therapeuten etc.
- Nicht alle diese Maßnahmen sind bei jedem einzelnen betroffenen Schüler hilfreich; weitere individuelle Maßnahmen können sinnvoll sein.

Schule – mögliche Maßnahmen zum Nachteilsausgleich

Neben Allgemeinmaßnahmen ist meist auch ein spezifischer Nachteilsausgleich notwendig, um die individuellen Schwierigkeiten auszugleichen und gleiche Chancen auf einen erfolgreichen Schulabschluss wie für die Mitschüler zu gewährleisten. In der Regel ist es dafür erforderlich, die Mitschüler über den Autismus des Klassenkameraden zu informieren, damit sie verstehen, dass ein gewährter Nachteilsausgleich keine Bevorzugung bedeutet. Auch hier muss man in jedem Einzelfall individuelle Maßnahmen überlegen. Beispiele dafür sind:

- Leistungskontrollen können in angepasster Form erfolgen (z. B. schriftlich statt mündlich; Gruppenarbeit behutsam anleiten)
- Zeitverlängerungen bei Klassenarbeiten
- Gewährung zusätzlicher Pausen bei Schwierigkeiten, über einen längeren Zeitraum hinweg konzentriert zu bleiben
- Gesonderte Aufgabenstellung ohne emotionale Umschreibungen oder Ausschmückungen; Vorlesen oder zusätzliches mündliches Erläutern der Aufgabenstellungen
- Separate Prüfung in ruhigem Raum
- Einsatz von Computern, Tablets etc.
- Schulbegleiter als Integrationshelfer, der den autistischen Schüler auf dem Schulweg, im Unterricht, in den Pausen, bei Klassenausflügen etc. unterstützt, aber auch ein Miteinander mit den Gleichaltrigen vermitteln kann
- Wichtig: Maßnahmen zum Nachteilsausgleich werden nicht im Zeugnis erwähnt!

Manchmal werde ich heute bei Veranstaltungen von Lehrern gefragt: Warum all die Mühe und all die Sonderregeln für den autistischen Schüler? So viel Aufwand! Ich verstehe diese Frage, schließlich haben die Lehrer sehr viel Arbeit durch all die unterschiedlichen Schüler. Aber ich habe auch ganz deutliche Erläuterungen und Antworten darauf:

- Der Autismus ist ja kein seltenes Phänomen, die Häufigkeit beträgt etwa 1%, überall trifft man als Pädagoge also auch auf Schüler mit Autismus – und jeder von ihnen ist anders. Deshalb muss man in jedem Einzelfall Lösungen überlegen.
- Die Auffälligkeiten autistischer Menschen sieht man nicht und kann sie daher oft nicht recht einschätzen. Fähigkeiten in einem Bereich führen dazu, dass man auch auf anderen Gebieten ganz selbstverständlich annimmt, dass der Schüler die Anforderungen bewältigen kann. Äußerungen wie »Sie ist intelligent, also muss sie das können!« oder »In Mathe kommt sie doch auch gut mit, also ist sie in Deutsch eben faul« sind mir oft begegnet. Es braucht dann Erklärungen an die Pä-

dagogen, dass diese ungleichen Kompetenzen ganz typisch sind und man gezielte Lösungen für die Problembereiche finden muss.

- Für blinde oder hörgeschädigte Schüler schafft man ganz selbstverständlich besondere Bedingungen, weil man die Einschränkungen leichter erkennt und weil man sie vor allem besser nachvollziehen kann. Niemand käme auf die Idee, einen blinden Schüler einen normalen Text lesen zu lassen, denn jedem ist klar, dass er das nicht leisten kann, auch dann nicht, wenn er sich noch so sehr anstrengt. Bei Schülern mit Autismus dagegen wird leider oft fehlender Wille vermutet, wenn sie eine Aufgabe nicht lösen können.
- Autistische Schüler haben ohne Sonderregeln im Schulalltag kaum eine Chance. Man »verliert« sie dann eben, und das betrifft ja nicht nur die Schule als solche, sondern der Schulabschluss hat ja auch ganz wesentliche Auswirkungen auf den späteren Beruf. Manchmal wage ich gar nicht, daran zu denken, wie es mir wohl ergangen wäre, wenn ich nicht so viel Glück gehabt hätte hinsichtlich der Realisierung meines Studien- und Berufswunsches.

Notwendig für alle Maßnahmen ist eine positive Grundeinstellung der Lehrkräfte. Pädagogische Fachkräfte mit speziellen Kompetenzen können unterstützend eingesetzt werden, Kenntnisse über den Autismus sind jedoch für alle Mitarbeiter notwendig.

Klassenkameraden informieren

Es ist sinnvoll, die Klassenkameraden über den Autismus bei ihrer Mitschülerin/ihrem Mitschüler zu informieren. Erst dann werden sie die Auffälligkeiten besser nachvollziehen können.

Ein solches Klassengespräch sollte mit dem betroffenen Schüler zusammen vorbereitet werden und bedarf dessen Zustimmung. Folgende Aspekte sind hilfreich:

- Wenn der betroffene Schüler einverstanden ist, sollte er selbst mit einbezogen werden. Viele Auffälligkeiten werden klarer und verständlicher, wenn man direkt bei ihm nachfragen kann.

- Zu Beginn ist es sinnvoll zu betonen, dass die Verschiedenheit der Menschen die Normalität darstellt: »Es ist normal, verschieden zu sein – und das ist auch gut so.«
- Als nächsten Schritt sollten die Vorkenntnisse der Klassenkameraden über Autismus erfragt werden. Vielleicht haben sie im persönlichen Umfeld bereits mit einem autistischen Menschen Kontakt gehabt, haben einen Film mit einem autistischen Protagonisten gesehen oder ein Buch gelesen. Darüber kann man ins Gespräch kommen.
- Der betroffene Schüler kann nun seine persönliche Situation darstellen, seine Schwierigkeiten ebenso wie das, was ihn besonders auszeichnet (Fähigkeiten bzw. Fertigkeiten und persönliche Eigenschaften). Er könnte auch z. B. beschreiben, dass die Diagnose eine Erleichterung für ihn bedeutet hat, weil sie eine Erklärung war für seine Auffälligkeiten. Am Ende seiner Ausführungen sollte er beschreiben, was für ihn hilfreich wäre, wie die anderen ihn gut unterstützen könnten, wie sie sich ihm gegenüber verhalten sollten etc.
- Aber die Klassenkameraden brauchen auch ein paar fachliche Erläuterungen über den Autismus allgemein. Das kann geschehen durch einen Pädagogen oder Therapeuten. Es sollte vermittelt werden, dass durch eine Störung der Wahrnehmungsverarbeitung des Gehirns viele Dinge anders erlebt und anders wahrgenommen werden. Auffälligkeiten wie Besonderheiten in der akustischen und optischen Wahrnehmung, das wörtliche Auffassen der Sprache, Schwierigkeiten beim Blickkontakt oder beim Erkennen und Einordnen von Gefühlen sowie Probleme im Kontakt mit anderen sollten erklärt werden. Die meisten autistischen Menschen wünschen sich ein gelegentliches Zusammensein mit Gleichaltrigen, wenngleich sie oft nichts von ihren Wünschen und Bedürfnissen mitteilen können. Die Klassenkameraden brauchen eine Anleitung dabei, wie sie mit dem Mitschüler gut umgehen und wie sie ihn unterstützen können.
- Dabei wird man die Erfahrung machen, dass einige dieser Maßnahmen für alle Schüler hilfreich sind (klare Kommunikation, eindeutige Wortwahl, konkrete Aufgabenstellungen, Klarheit, Vorhersehbarkeit,

Regeln etc.). Andere Hilfen sind speziell für den autistischen Schüler gedacht und müssen erläutert werden, damit man versteht, weshalb es z.B. einen Zeitzuschlag bei Klassenarbeiten gibt (den natürlich jeder gern hätte ...). Durch Information lernen die Mitschüler, dass ein solcher Nachteilsausgleich keinen Vorteil ihnen gegenüber darstellt, sondern wirklich nur individuelle Nachteile ausgleicht.

- Als letzten Schritt sollten die Klassenkameraden die Möglichkeit haben, noch offene Fragen zu stellen (an den Schüler mit Autismus oder auch an den Lehrer bzw. Therapeuten). Wenn schließlich alle Unklarheiten beseitigt sind, kann man das Klassengespräch abschließen mit der Feststellung, dass jeder in Ordnung ist, wie er ist, und sich alle Menschen auf Augenhöhe begegnen können.
- Oft kann man die Erfahrung machen, dass eine auf diese Weise angeleitete Information der Klassenkameraden ganz versehentlich dazu beiträgt, Mobbing zu unterbinden. Man sollte den betreffenden Schüler und dessen Eltern also unbedingt zu einem solchen Schritt raten. Erst wenn alle Bescheid wissen, können sie auch mit Verständnis reagieren.

Eltern und Angehörige

»Da ich das erste Kind meiner Eltern war und noch dazu die einzige Tochter, gingen meine Eltern ganz selbstverständlich mit meinen Auffälligkeiten um. Es fehlte ihnen eine Vergleichsmöglichkeit. Ich war ganz einfach so, wie ich war, und das war in Ordnung.

Und vielleicht war es für mich auch ein bisschen leichter, zwei Brüder zu haben, mit einer Schwester hätte es sicher andere und vermutlich höhere Anforderungen gegeben, die mir wohl schwergefallen wären. Ich war eben nicht das »typische Mädchen«, vieles an mir wirkte eher burschikos, und auch meine Spielte ähnelten mehr denen der Jungs. Ich spielte gern Fußball, was mit zwei jüngeren Brüdern auch lange Zeit ganz gut gelang. Es gab niemanden, der mich mit Wünschen nach einem gemeinsamen Spiel mit Puppen o. Ä. gelangweilt hätte.

Noch heute habe ich ein sehr gutes und ganz selbstverständliches Verhältnis zu meinen Eltern, mit denen ich täglich telefoniere und die ich zumindest am Wochenende regelmäßig sehe, sowie zu meinen Brüdern und deren Familien. Beide haben inzwischen Kinder, und ich mag es, Neffen und Nichten zum »Mitbenutzen« zu haben, die ich dann auch wieder »abgeben« kann, wenn es mir zu viel wird. Das ist zwar kein wirklicher Ersatz für eigene Kinder, aber meist ganz in Ordnung so.

Als mein Neffe jedoch noch ganz klein war und ich ein ganzes Wochenende mit ihm verbracht hatte, regte sich in mir schon der Wunsch, dass ich auch so ein Kind haben wollte. Es fühlte sich einfach so schön an, obwohl ich natürlich merkte, dass es anstrengend war. Aber ein eigenes Kind lässt sich eben nicht einfach »beschließen«, es gehören Voraussetzungen dazu, die ich nicht erfüllen konnte. Und so bleiben mir die Kinder meiner Brüder, was ich mittlerweile auch so akzeptieren kann.

Strategien, Wege und mögliche Lösungen

Situation von Eltern autistischer Menschen

Regelmäßig wird deutlich, dass die Eltern von Menschen mit Autismus oft sehr belastet sind und kaum Unterstützung bekommen. Und da auch die Betroffenen sich meist nur dann wirklich richtig gut fühlen, wenn sie merken, dass es auch ihren lieben Angehörigen gut geht, ist es wichtig, auch dies zu thematisieren.

Für Eltern ist die Diagnose ihres Kindes oft eine Erleichterung, weil man nun endlich weiß, dass es einen Begriff für die Auffälligkeiten gibt und keine Erziehungsfehler für das Verhalten verantwortlich sind. Auf der anderen Seite aber bedeutet dieses Wissen eben auch eine große Unsicherheit, die Ängste auslöst und nicht selten auch Verzweiflung hervorruft, vor allem dann, wenn keine geeignete Unterstützung gefunden werden kann und keine guten Informationen über hilfreiche Maßnahmen erhältlich sind.

Man hatte sich ein Kind gewünscht, mit dem man das Miteinander gestalten und eine Familie sein kann, ein Kind, über das man anderen Menschen stolz berichten kann etc. – und nun ist auf einmal alles anders als vorgesehen. Es ist einfach schwer, wenn Zärtlichkeiten und Emotionen scheinbar nicht erwidert werden, wenn das Kind sich vielleicht gar nicht für die Eltern zu interessieren scheint und häufig vor allem dann entspannt und glücklich wirkt, wenn es sich abseits von anderen Menschen allein beschäftigen kann.

Eltern autistischer Menschen sind insgesamt zahlreichen Belastungen ausgesetzt:

- Sie haben viel Arbeit durch Arztbesuche, Therapien, die Erziehung des autistischen Kindes und vielleicht auch der weiteren Kinder.
- Die Partnerschaft ist oft mit Problemen behaftet (viel häufiger Trennung als bei anderen Paaren).
- Freunde und Bekannte wenden sich ab mit der möglichen Folge einer Isolation, die manche Eltern schließlich aber auch in Kauf nehmen, weil es manchmal einfacher ist, keine Kontakte zu haben als solche,

bei denen man sich immer nur rechtfertigen muss und sich permanent unverstanden fühlt.

- Natürlich macht man sich Sorgen um das autistische Kind, weil oft kaum sinnvolle Perspektiven aufgezeigt werden.
- Besonders schwer ist es für die Eltern meist zu realisieren, dass ihr Kind bei den Gleichaltrigen auf Ablehnung stößt und es ihm nicht gelingt, Freunde zu finden. Dies ruft oft Schmerz und Unverständnis bei den Eltern hervor.
- Daneben besteht häufig die Sorge, den anderen Kindern vielleicht nicht ausreichend gerecht zu werden.
- Man ist viel Unverständnis ausgesetzt seitens der Umgebung (Angehörige, Freunde, Schule, Fachleute etc.): Ablehnung der Diagnose (»Das ist kein Autismus, er kann doch sprechen« – »Das soll Ihnen nur als Rechtfertigung dienen für sein schlechtes Benehmen!«); Ablehnung der Personen (»Ihr seid ein schlechter Umgang für uns«); Vorwürfe hinsichtlich Schuld, Fehlern etc. (»Ihr hättet besser durchgreifen müssen« – »Du hättest weniger arbeiten und dich besser um ihn kümmern sollen«); insgesamt sind Beleidigungen oder sogar Mobbing ein großes Thema.
- Und schließlich haben die Eltern eben auch eigene Wünsche und stellen sich oft einen ruhigeren Lebensabend vor. Allerdings wird ihnen rasch deutlich, dass die Zeit, in der sie ihre Kinder gut begleiten und auf das Leben vorbereiten müssen, wohl nicht enden wird. Während andere Jugendliche und junge Erwachsene, auch solche mit Behinderungen, meist irgendwann ihren Weg finden, müssen Eltern autistischer Menschen ihre Elternschaft in der Regel lebenslang ausüben, und diese Erkenntnis ist oft sehr schmerzlich für alle Beteiligten. Und natürlich stellt man sich dann eben auch die Frage, wie es gut weitergehen und wer für das Kind da sein kann, wenn man selbst älter wird und nicht mehr die Kraft dafür hat.

Hilfen für Eltern von Menschen mit Autismus

Was bräuchten die Eltern?

- Menschen, die sie gut begleiten auf dem Weg mit ihrem autistischen Kind, die ihnen Mut machen und ihnen Möglichkeiten aufzeigen, mit ihrer Situation zurechtzukommen
- Menschen, die ihnen zuhören und ihnen mit Verständnis begegnen
- Menschen, die für sie da sind und mit ihnen gemeinsam nach Lösungen suchen, nicht hinter ihrem Rücken oder über sie hinweg. Das ist leider eine Erfahrung, die viele betroffene Eltern machen müssen, dass man ihnen irgendwelche Pauschallösungen anbietet, die aber nicht zu dem Kind und zur aktuellen Lebenssituation passen. Eltern können meist am besten einschätzen, was für ihr Kind das Richtige ist, sie sind die Experten für ihr Kind, und die Aufgabe der Fachleute besteht darin, die Eltern zu unterstützen, nicht jedoch, sich anzumaßen, alles besser zu wissen und eigenständig über Maßnahmen zu entscheiden. Nur zusammen kann man gute Strategien finden
- Menschen, die es einfach gut mit ihnen meinen und ihnen das auch zeigen. Berichte von Eltern autistischer Menschen verdeutlichen in fast jedem Einzelfall, wie wichtig es war, zur richtigen Zeit die richtige Person gefunden zu haben, die ihnen mit Wertschätzung, Respekt und Anteilnahme begegnet ist und die ihre Schilderungen und ihre Sorgen ernst genommen hat.

Wie kann man Eltern von Menschen mit Autismus nach der Diagnose hilfreich unterstützen?

- Man sollte sie informieren über den Autismus allgemein, über Behandlungsmöglichkeiten usw., z. B. im Rahmen von Elternabenden in den Beratungsstellen oder Autismus-Ambulanzen. Besonders wichtig ist das für diejenigen Eltern, die gerade erst die Diagnose bei ihrem Kind erhalten haben, damit sie Bescheid wissen, was das nun bedeutet, welche Aufgaben auf sie zukommen und wie sie diese gut meistern können.
- Man sollte typisch autistische Verhaltensweisen erklären, die oft nicht

auf Anhieb verstanden und nicht richtig eingeordnet werden können. Es ist hilfreich zu erkennen, dass nicht Provokation, sondern Angst, Unsicherheit, Frustration, Trauer, Depressivität oder vieles andere mehr dahinterstecken. Aufklärung ermöglicht also erst ein umfassendes Verständnis des eigenen Kindes.

- Man sollte eine Selbsthilfearbeit anregen: Die Teilnahme an Selbsthilfegruppen und das ehrenamtliche Engagement bringen Freude und Erfüllung und geben oft auch viel Kraft zurück. Es tut gut, Menschen zu treffen, die die Situation verstehen und keine Vorwürfe machen. Auch kann man sehr von den Erfahrungen der anderen Eltern profitieren und manchmal sogar neue Freunde finden. Die beste Hilfe für das eigene Kind besteht darin, sich zu engagieren und die Situation für alle zu verbessern, denn erst dann gibt es irgendwann die Infrastruktur, die auch wirklich weiterhilft. Organisieren Sie sich also, engagieren Sie sich in den Vereinen und Selbsthilfegruppen, das ist das Beste, was Sie für sich und Ihre Kinder tun können.

Weitere Anregungen für Eltern autistischer Kinder

- Auch wenn es oft nicht leichtfällt, ist es notwendig, neben aller Fürsorge für die Familie auch das eigene Leben zu führen, vielleicht mit einer stundenweisen Berufstätigkeit, auf jeden Fall aber mit Freunden, Zeit und Freiräumen für die Partnerschaft und für persönliche Hobbys, Sport oder Entspannungsmöglichkeiten. Deshalb ist es wichtig, sich weiterführende Hilfen zu holen, um auch für sich selbst ein bisschen Zeit zu haben. Das können Familienangehörige oder Freunde sein, aber auch Unterstützung durch Sozialverbände, Studenten, familienunterstützende Dienste etc.
- Es ist notwendig, den Blick nicht nur auf Schwierigkeiten, sondern auch auf die vorhandenen Ressourcen zu lenken und für die Zukunft Mut zu machen. Vieles bessert sich im Laufe der Zeit deutlich.
- Jeder von uns sollte im ganz persönlichen Umfeld mithelfen, den Autismus in all seiner Vielfalt bekannter zu machen, z. B. beim Haus- oder Zahnarzt, beim Gynäkologen, aber auch etwa beim Bäcker und bei

all den anderen Menschen, mit denen wir regelmäßig zu tun haben. Erst dann werden wir irgendwann wirklich gute Kenntnisse der Mitmenschen erwarten können.

- Und schließlich bereitet auch die Tatsache, dass das eigene Leben ganz anders verläuft, als man es sich erhofft hat, oft Schwierigkeiten. Vieles ist anstrengend und traurig. Es kann sinnvoll sein, sich auch selbst Hilfe zu holen in einer eigenen Therapie, um gesund bleiben zu können.

Was kann das Umfeld tun?

Für ein besseres Verständnis kann es hilfreich sein, nach der Diagnose einer Autismus-Spektrum-Störung einen Brief zu verfassen für Familie und Freunde, in dem man den Angehörigen erklärt, was die Diagnose bedeutet, was es damit auf sich hat und was man sich nun ganz konkret wünscht.

Hilfreiche Maßnahmen der Angehörigen und Freunde sind:

- Die Lage der Eltern wertzuschätzen
- Ihnen und dem Kind Respekt, Toleranz und Verständnis entgegenzubringen, auch dann, wenn man nicht immer alles nachvollziehen kann
- Direkt nachzufragen, wenn man etwas nicht versteht, statt hinter dem Rücken der Betroffenen über sie zu schimpfen
- Interesse zu zeigen am Autismus des Kindes, an der Lage der Eltern und an den Maßnahmen, die nun vorgesehen sind
- Ungewöhnliche Verhaltensweisen ein Stück weit auszuhalten und vielleicht sogar als Bereicherung zu empfinden, andererseits aber auch Grenzen zu setzen und mitzuteilen, wenn man etwas nicht möchte
- Als Gesprächspartner und Ratgeber zur Verfügung zu stehen, sich aber gleichzeitig nicht aufzudrängen (»Ich bin für dich da, wenn du mich brauchst«) und sich für die Bedürfnisse und das Befinden aller Beteiligten zu interessieren
- Jeden Menschen ganz selbstverständlich so zu nehmen, wie er ist, die Vielfalt unterschiedlicher Menschen wertzuschätzen und vielleicht auch selbst dazu beizutragen, dass unsere Gesellschaft toleranter wird gegenüber Fremdem und »Andersartigem«.

Das Erwachsenwerden – anstrengend für alle

»Die Jugendjahre waren eine sehr schwierige Zeit. Die Unterschiede zu den anderen Mädchen wurden immer größer: Während diese sich für die Jungs aus unserer Jahrgangsstufe interessierten, in angesagten Klamotten herumliefen und zur aktuellen Musik tanzten, beschäftigte ich mich nach wie vor mit meinen Interessen aus der Kindheit, also mit Weihnachtsmärkten, dem Flughafen und meinen Plänen. Da gab es nur wenig Gemeinsames, entsprechend blieb ich Außenseiterin und war nicht einbezogen in die Aktivitäten der anderen, die mich allerdings auch überfordert hätten.

Alles Rationalisieren aber half nicht: Ich war so schrecklich einsam und verstand nicht, weshalb man mich ausschloss. Und dadurch hatte ich auch nicht die Möglichkeit, die in der Adoleszenz anstehenden Fragen mit Gleichaltrigen zu besprechen. Vieles blieb mir fremd und unbekannt. Ich wusste nicht, welche Kleidung man kaufen sollte, und war froh, dass meine Mutter in den Geschäften für mich auswählte. Mein Lieblingsoutfit bestand aus Jogginghose und bequemen Pullis, die ich am liebsten immer und überall getragen hätte. Was modisch oder angesagt war, davon hatte ich keine Ahnung und auch kein Interesse, mich damit zu beschäftigen. Wichtig war mir ein angenehmer, weicher Stoff, außerdem sollten die Kleidungsstücke möglichst lange halten, damit ich eine Weile meine Ruhe hatte. Kleidung kaufen bedeutete für mich harte Arbeit, ich war völlig fertig danach. Die unendliche Auswahl in den Kaufhäusern, die Frage meiner Mutter, was mir denn gefiele, und die Verkäuferinnen, die alles nur »toll« oder »schick« fanden und zum Einstieg über Belanglosigkeiten mit meiner Mutter plauderten, während ich den Einkauf doch nur möglichst schnell hinter mich bringen wollte – das alles war mir viel zu chaotisch.

Manchmal, wenn ich sehr überreizt war durch all die Eindrücke in den Geschäften, verwechselte ich die Schaufensterpuppen in den Läden mit den Verkäuferinnen, sprach also entweder eine der Puppen an oder, was noch schlimmer und peinlicher war, prüfte, wie sich der Pullover oder die Hose dieser oder jener Verkäuferin anfühlte. Im Nachhinein klingt das jetzt recht lustig, aber in der Situation selbst war es mir natürlich höchst peinlich und ein Zeichen für den großen Stress, unter dem ich stand.

In Drogerien war ich überfordert, wenn es um die Entscheidung für Hygieneartikel ging, außerdem musste ich erst mühsam lernen, wie häufig man ein Deo anwendet und wie man Tampons korrekt benutzt. Pflegeartikel wie Gesichts- oder Handcremes gab es in meinem damaligen Leben nicht, erst viel später erkannte ich deren Nutzen. Ebenso dauerte es noch viele Jahre, bis ich das Projekt »Beine rasieren« als Problem benannte und mithilfe meiner Therapeutin angehen konnte. Es war wichtig für mich zu erkennen, dass Schwierigkeiten auf diesen Gebieten nichts mit mangelnder Intelligenz zu tun hatten, sondern dass einige meiner Auffälligkeiten durch Besonderheiten in der Wahrnehmung, auch der Körperwahrnehmung, begründet waren und dass mir außerdem einfach die Freundin fehlte, mit der ich solche Themen hätte besprechen können.

Also musste ich die Dinge, die mir wichtig waren, mühsam allein angehen. Als Beispiel möchte ich mein Projekt »Schwimmbadbesuch« näher beschreiben, das ich nach einer deutlichen Gewichtsabnahme planen wollte. Die Vorbereitungen dafür mögen völlig überzogen wirken, waren für mich aber unumgänglich, ich war mehrere Monate damit beschäftigt: Zuerst brauchte ich einen Badeanzug, mein alter rutschte davon, den konnte ich nicht mehr anziehen und ich gab ihn zusammen mit den anderen Klamotten in den Kleidercontainer. Ich brauchte diese Dinge nicht mehr. Aber es dauerte einige Zeit, bis ich wusste, welches Modell ich kaufen wollte. Dann fiel mir auf, dass andere Frauen sich die Beine rasierten. Ich wusste nicht, wie man das machte und was man dafür brauchte, und besprach dies mit meiner Psychotherapeutin. Auch hatte ich keine Ahnung, wo man einen solchen Rasierer kaufte.

Die Therapeutin erklärte, ich sollte zu einem speziellen Drogeriemarkt gehen, also tat ich das. Schließlich, als die Suche dort so aussichtslos schien, weil mich im Laden immer eine Verkäuferin beobachtete, schlug sie vor, ich sollte doch einfach zu einem anderen Drogeriemarkt gehen. Es war mir nicht klar, dass auch das möglich war, weil sie mir diese konkrete Kette genannt hatte. Dort aber ging es deutlich besser. Allmählich wagte ich einen ersten Versuch, mir die Beine zu rasieren. Es ging so einigermaßen, es dauerte aber ewig und nervte mich. Nach einigem Ausprobieren bekam ich jedoch allmählich etwas Routine und finde es nun okay, auch wenn es vermutlich niemals zu meinen Lieblingsbeschäftigungen zählen wird – aber das ist vielleicht bei anderen Frauen auch nicht anders.

Als Nächstes musste ich herausfinden, wie man sich im Schwimmbad zurechtfindet, was vermutlich am schwierigsten war. Es brauchte drei Anläufe, um überhaupt hineinzugehen. Bei den ersten beiden Bädern ging ich wieder heraus, weil es niemanden gab, der mir sagen konnte, was genau zu tun war. Im dritten Bad erklärte mir die Kassiererin jeden einzelnen Schritt. Dort ging es gut. Abends musste ich ein bisschen weinen, weil ich so erleichtert war und mich so freute, dass ich es endlich geschafft hatte. Alle neuen Situationen, auch wenn sie eigentlich aus einfachen Aktionen bestehen, sind es eben, die mein Leben so schrecklich anstrengend machen.

Aber in der Jugendzeit gab es ja noch viele weitere Themen außer den ganz praktischen Fertigkeiten. Meine Klassenkameraden lernten in dieser Zeit, ihre eigene Identität zu finden und sich zu einer Persönlichkeit zu entwickeln. Ich dagegen blieb quasi ein Kind und hatte noch lange keine Ahnung, was mich als Person auszeichnete und wohin mein Weg führen könnte. Dafür aber hatte ich weit weniger unter den Emotionsschwankungen zu leiden, mit denen die anderen kämpften – schlicht deshalb, weil es kaum Kontakte und somit auch nur wenige Reibungspunkte gab.

Natürlich bemerkte ich die Unterschiede, hatte damals aber noch keine Möglichkeit, sie zu reflektieren. Ich war zufrieden mit meinem

Leben, das ruhig und geordnet blieb, aber manchmal war ich doch auch traurig, wenn ich mitbekam, dass die Gleichaltrigen Aktivitäten planten, die auch mir gefallen hätten. Es gab ein paar ungeschickte Versuche, dabei sein zu können, die aber natürlich zum Scheitern verurteilt waren. Ich bemerkte damals sehr deutlich die Unterschiede zwischen mir und anderen Menschen und versuchte manchmal verzweifelt, mich irgendwie anzupassen.

Als meine Verzweiflung größer wurde, entwickelte ich ein deutlich psychosomatisches Beschwerdebild, das mir »half«, diese Zeit halbwegs unbeschadet zu überstehen: Im Alter zwischen 15 und 19 Jahren hatte ich erhebliche Knieprobleme und musste mehrere Operationen über mich ergehen lassen, ohne dass dadurch jedoch eine wesentliche Besserung eingetreten wäre.

Neben vielen unangenehmen Situationen hatte meine eingeschränkte Mobilität zu dieser Zeit aber auch unschätzbare Vorteile zur Folge: Ich konnte immer wieder dem Schulunterricht fern bleiben, weil ich gerade einen wichtigen Arzttermin wahrnehmen musste, ich war vom Sportunterricht befreit, musste nicht immer an den außerschulischen Aktivitäten wie Ausflügen teilnehmen, durfte in der Pause im Klassenzimmer bleiben und hatte eine plausibel klingende Ausrede, warum ich nicht mitgehen wollte auf Partys oder in Discos. Man schöpfte keinen Verdacht und bemerkte lange Zeit nicht, wie sehr ich mich von meinen Klassenkameraden unterschied. Aber dadurch erkannte natürlich auch niemand, wie sehr ich litt und wie wichtig es damals schon für mich gewesen wäre, Hilfe zu bekommen.

Und da das in diesem Alter offenbar so vorgesehen war und alle hingingen, meldete auch ich mich für einen Tanzkurs an. Ich glaube, meine Eltern freuten sich, dass ich offenbar doch Gefallen gefunden hatte an den Aktivitäten, die die Gleichaltrigen auch mochten. Aber – wie falsch sie doch mit dieser Einschätzung lagen!

Ich wusste nicht, warum ich mich schön (= unbequem) anziehen sollte, ich hatte keinen Spaß am Tanzen, die Männer waren mir egal, und ich verstand nicht, was meine Klassenkameradinnen an ihnen fanden, wo sie sie doch gar nicht kannten. Sie schwärmten sehr von einem Jungen, der wohl aussah wie der Sänger von A-ha; ich wusste nicht, was das war, und schlug es im Zeitschriftenladen in einer Mädchenzeitschrift nach. Ich hatte keine Ahnung, mit wem ich tanzen wollte, und es interessierte mich auch nicht sonderlich.

Andersherum aber interessierte sich natürlich auch niemand für mich, und so blieb ich immer dann, wenn »Herrenwahl« angesagt war, als Letzte übrig, was ich völlig verstand, was mir aber doch mit der Zeit wehtat und lästig war. Ich war unattraktiv, hatte ein langweiliges T-Shirt an, während meine Klassenkameradinnen sich teilweise sogar geschminkt hatten. Ich war ungesellig und fand keinen Gesprächseinstieg, und vor allem konnte ich nicht tanzen. Ich hatte kein Gefühl für den Rhythmus, konnte die gezeigten Tänze nicht imitieren und meine Bewegungen für die Schrittfolge nicht koordinieren. Es gelang mir nicht und machte mir keinen Spaß, also wäre die logische Schlussfolgerung gewesen, es doch sein zu lassen. Aber ich wollte mir und auch meinen Eltern dieses Scheitern und dieses »Anderssein« damals nicht eingestehen, wenngleich ich heute weiß, dass das Unsinn war.

Auch die dicken und unattraktiven Jungs tanzten deutlich besser als ich, und der Abschlussball verlangte mir einiges ab, da ich natürlich den Tanzpartner abbekam, der am Ende noch für mich übrigblieb. Es war der Junge, der ebenfalls nicht tanzen konnte und nicht attraktiv wirkte. Er sah beim Tanzen immer auf unsere Schuhe, damit uns die Schrittfolge halbwegs gelang und wir uns nicht gegenseitig auf die Füße traten. Ein bisschen neidisch und vor allem traurig sah ich den anderen Tanzpaaren zu, die scheinbar mühelos über das Parkett glitten – wie elegant das aussah!

In den Pausen, als alle sich etwas zu trinken kauften und in Gruppen zusammenstanden, freute ich mich, dass es zumindest viele Toiletten gab, wohin ich mich flüchten konnte und wo ich ein bisschen Ruhe hatte vor all den Leuten. Manchmal sprach ich dort ein kurzes Gebet und wünschte mir, dass alles schnell vorbeigehen möge und ich es irgendwie ertragen könnte.

Tja – es war schlicht ein Albtraum. Ich hatte das Gefühl, dabei sein zu müssen, und war gleichzeitig so abseits und so gedemütigt wie selten zuvor. Ich würde es nie wieder tun. Aber vermutlich wäre ich auch unglücklich gewesen, wenn ich als Einzige unserer Klasse nicht hingegangen wäre. Deshalb war es wohl okay so.

Ab und zu ging ich auf eine Party, wo ich allerdings sehr schlimme Stunden verbrachte. Ich hatte das Gefühl, dass eine Party alle furchtbaren Aspekte des Lebens vereinte: Die Musik war immer zu laut, ich konnte nichts verstehen, wenn mich jemand ansprach, und mich schon gar nicht bei diesem Lärm unterhalten. Oft dachte ich, meine Ohren wären schlecht, manchmal wurde ich sogar darauf angesprochen. Aber in anderen Situationen funktionierten sie sehr gut, das konnte es also nicht sein. Außerdem waren auf Partys zu viele Leute, und meistens war das Licht so dämmrig, dass ich Koordinations- und Gleichgewichtsprobleme bekam und oft mit anderen zusammenstieß. Das Schlimmste war aber, dass ich gar nicht wusste, wie ich mir die Zeit vertreiben sollte. Die anderen unterhielten sich angeregt mit allen möglichen Leuten, die ich noch nie gesehen hatte und die mir fremd waren. Ich realisierte, dass sie sich wohl amüsierten. Mir selbst dagegen war todlangweilig, ich setzte mich irgendwohin und starrte in die Gegend.

Es war überdeutlich: Ich war anders als die anderen. Ich hätte jemanden gebraucht, der mir die Dinge erklärt hätte, die ich nicht wusste, die mir nicht klar waren. Und vor allem hätte ich mir jemanden gewünscht, der bemerkt hätte, dass mir diese Art der Freizeitgestaltung nicht gefiel, der mich beruhigt und mir erklärt hätte, dass man nicht alles tun musste, nur weil es alle anderen taten. Das war etwas, was mir wirklich sehr fehlte, die Bestätigung also, dass es auch in Ordnung war, wenn man solche Aktivitäten nicht mochte.

Es war eine entsetzliche Zeit. Manchmal war sie ansatzweise erträglich, manchmal auch nicht. Aber niemals schön. Zugleich jedoch ist die Erinnerung an diese Zeit auch ermutigend. Im Vergleich zu früher hat sich für mich später so vieles gebessert, das Leben ist einfacher, ruhiger und vor allem viel schöner geworden. Ich habe Wege gefunden, mein

Dasein nicht nur als halbwegs erträglich, sondern als schön und erfüllt zu empfinden. Ich habe vieles gelernt, wenngleich mir so manches nach wie vor nicht gelingt. Gelegentlich wünsche ich mir, die Jugendzeit noch einmal erleben zu können, weil ich so viel verpasst habe an Freude, Lebensqualität und auch an Wissen, das meine Klassenkameraden sich ganz selbstverständlich im Kontakt mit anderen aneignen konnten. Manches davon habe ich in den letzten Jahren im Austausch mit meinen Therapeutinnen gelernt, anderes werde ich wohl nie mehr lernen, weil sich eben nicht alles nachholen lässt.

Eine Frau werden

Es fiel mir schwer zu realisieren, dass ich mich allmählich zu einer Frau entwickelte. Ich hatte keine Ahnung, wie das alles funktionieren sollte – andere Frauen waren ganz anders, wie sollte ich eine solche Rolle wohl übernehmen können? Ich fühlte mich noch immer eher wie ein Kind und wirkte in vielen Lebensbereichen inkompetent und überfordert. Ich hätte damals jemanden gebraucht, der die vielen Fragen mit mir besprochen hätte. Aber es war mir zu jener Zeit noch nicht möglich gewesen, meine Schwierigkeiten zu analysieren und solche Fragen überhaupt erst zu stellen. Wie hätte sie da jemand beantworten sollen?

Und so musste ich mit den Veränderungen in der Pubertät allein klarkommen, was nicht leicht war. Im Biologieunterricht hatte ich natürlich von der Menstruation gehört, aber es fiel mir schwer, diese Kenntnisse, die mir viel zu abstrakt schienen, auf mich zu beziehen. Das war so lästig und unpraktisch – und sollte nun über Jahrzehnte so weitergehen? – Tja, davon blieb auch ich nicht verschont.

Weitere Herausforderungen waren die Hautpflege oder das Schminken, denn auch dafür hatte ich eben nicht die Möglichkeit, Erfahrungen mit den Klassenkameradinnen auszutauschen. Meine Mutter bei all diesen Fragen um Rat zu bitten, erschien mir unangenehm und peinlich. Ich wollte nicht, dass sie merkte, wie sehr mich solche Dinge beschäftigten, und dass es niemanden gab, an den ich mich wenden konnte. Oder besser gesagt, dass ich Fragen hatte, auf die andere Menschen ganz selbstverständlich die Antworten kannten, weil sie sie völlig unproblematisch nebenbei im Kontakt mit Gleichaltrigen lernten.

Viel später erkannte ich, dass auch Therapeutinnen geeignete Ansprechpartner für solche Themen sein können, und so übten oder besprachen wir, welche Pflegeprodukte ich wie benutzen könnte, wir sprachen die korrekte Anwendung eines Kondoms durch, und schließlich durfte ich dabei zusehen, wie meine Ergotherapeutin sich vor meinen Augen schminkte, um mir zu zeigen, wie das funktionieren kann. Es war eine lustige Stunde, und diese praktischen Übungen halfen mir sehr, mich solchen Bereichen zu nähern, die mir bis dahin fremd waren. Ich bekam gewissermaßen (deutlich zu spät, aber immerhin) Anleitungen für das Erwachsenwerden und Hilfe bei alltäglichen Fertigkeiten.

Auch und ganz besonders in der Jugendzeit wären solche Hilfen für mich natürlich sehr wichtig gewesen. Die Gleichaltrigen wirkten auf mich zunehmend fremd, unberechenbar und unheimlich. Ihre Verhaltensweisen mit dem gelangweilt wirkenden Herumhängen in Cliquen, dem Werben um die süßesten Jungs und dem aufmüpfigen, rebellischen Verhalten ihren Eltern gegenüber konnte ich nicht nachvollziehen.

Manchmal bekomme ich auch als Erwachsene noch ganz unverhofft (und plötzlicher, als mir das lieb ist) die Gelegenheit, neue Dinge auszuprobieren. So war ich eines Tages etwas in Eile und übersah beim Einkaufen die Stufe vor einem Geschäft, fiel in den Schmutz und konnte mich nicht mit den Händen abstützen, da ich gerade damit beschäftigt war, den Einkauf in meinem Rucksack zu verstauen. Ich fiel also direkt mit dem Gesicht in den Schotter, blutete aus der Nase und hatte vier blutende Wunden im Gesicht, die Knie aufgeschrammt etc. Es war der Tag vor der Hochzeit meines Bruders. Im Auto, das ich glücklicherweise in der Nähe geparkt hatte, wusch ich mir zuerst einmal das Gesicht ab (ich hatte Wasser und Waschlappen dabei – manchmal bin ich froh, dass ich so viele Dinge im Auto aufbewahre …) und fischte mit einer Pinzette die kleinen Steinchen aus der Wunde unter meinem Auge. Dann, als sie nicht mehr blutete, ging ich in ein Kaufhaus, um nach einem gut deckenden Puder zu fragen – bei meinem Anblick verstand die Verkäuferin mich wohl sehr gut, nickte mitleidig und verkaufte mir ein sehr gutes Präparat. Ich kam nach Hause und sah aus wie ein Zombie, die Prellungen auf der Stirn, unterm Auge und am Kinn waren inzwischen zu Beulen angeschwollen. Nach stundenlangem Kühlen und mit viel Puder bekam ich es aber tatsächlich so weit hin, dass niemand, der es nicht wusste, etwas bemerkte. Ich war ganz begeistert, was mit dekorativer Kosmetik alles möglich war – so konnte ich mich also doch ganz gut unter die Leute wagen.

Strategien, Wege und mögliche Lösungen

Besonderheiten bei Mädchen und Frauen

Autismus-Spektrum-Störungen sind beim männlichen Geschlecht häufiger, allerdings vermutlich nicht um den Faktor vier bis acht, wie man lange Zeit angenommen hat. Viele betroffene Mädchen und Frauen leiden still vor sich hin, bis man endlich ihre Auffälligkeiten diagnostisch einordnen kann.

Man beobachtet beim weiblichen Geschlecht folgende Unterschiede im Vergleich zu Jungen und Männern (vgl. Preißmann: Überraschend anders: Mädchen & Frauen mit Asperger, Trias-Verlag 2013):

- Betroffene Mädchen entwickeln (manchmal schon relativ früh) verschiedene Strategien, um ihre Schwierigkeiten zu »überspielen« und in der Gesellschaft dabei sein zu können. Gerade im sozialen Kontakt gelingt es ihnen oft, von den Gleichaltrigen zu lernen und deren Verhalten zu »kopieren«.
- Sie benutzen ihre Intelligenz dazu, Dinge auswendig zu lernen, die sie nicht intuitiv beherrschen.
- Oft sind sie ruhiger und stiller als betroffene Jungen, möchten nicht auffallen und in Ruhe gelassen werden. Insbesondere in der Schule sieht man deshalb oft keine gravierenden Verhaltensauffälligkeiten

und somit keine Veranlassung, die Eltern um eine Vorstellung beim Spezialisten zu bitten.

- Die Symptome erscheinen manchmal subtiler und weniger stark ausgeprägt als bei Jungen. Die betroffenen Mädchen werden daher oft lediglich als »seltsam« wahrgenommen, nicht jedoch als umfassend beeinträchtigt. Ihr Leid bleibt lange unbemerkt.
- Der mangelnde Blickkontakt wird bei Frauen eher auf eine Schüchternheit geschoben, die man beim weiblichen Geschlecht nicht ungewöhnlich findet und deshalb nicht als mögliches Symptom einer autistischen Störung erkennt.
- Im Grundschulalter haben die betroffenen Mädchen oft eine »beste Freundin«, die sie manchmal »bemuttert« und unterstützt, später im Jugendalter aber werden sie häufig von den anderen Mädchen gemobbt, weil nun die Unterschiede größer werden und den anderen Jugendlichen bewusst wird, dass das autistische Mädchen zwar lieb und nett, aber gleichzeitig sozial unsicher und naiv ist und ihnen deshalb als »uncool« erscheint.
- Die gewählten Spezialinteressen sind bei autistischen Mädchen oft typisch für das weibliche Geschlecht und fallen deshalb nicht auf den ersten Blick auf: Beschäftigung mit Pferden, Puppen etc.; ungewöhnlich sind bei näherem Hinsehen jedoch die Intensität, mit der das Mädchen sich dem Thema widmet, und die Art und Weise, wie es damit spielt (Puppen werden etwa manchmal nach Farbe oder Größe sortiert, statt mit ihnen zu spielen).
- Häufig kommt es bei Mädchen mit Autismus im Jugendalter zu einer schweren Krise, wenn die Unterschiede zu den Gleichaltrigen immer größer und auffälliger werden. So empfinden sie die typischen »Mädchen-Themen« als uninteressant und zu oberflächlich (Kleidung, Kosmetika, Schmuck etc.), sie verfolgen vielmehr weiterhin ihre Interessen und Spiele aus der Kindheit.
- Manchmal versuchen sie verzweifelt, sich die Freundschaft der anderen Mädchen zu »erkaufen«, indem sie Dienstleistungen anbieten oder die Klassenkameradinnen zum Essen einladen etc. Dann müssen

sie oft schmerzlich erfahren, dass die anderen dies gern annehmen, sich daraus aber keine Freundschaften entwickeln, sondern lediglich ein zeitweiliges »Dabeisein« ohne wirkliche emotionale Bindung.

- Auch im Hinblick auf die Kleidung ziehen die betroffenen Mädchen das Gewohnte vor (z. B. alte bequeme Kleidungsstücke) und unterwerfen sich nicht der aktuellen Mode.
- Auffällig ist in vielen Fällen eine im Vergleich zu betroffenen Jungen und Männern stärkere Belastung durch Sinnesreize, auf der anderen Seite lassen sich aber häufig ausgeprägtere lebenspraktische Kompetenzen feststellen (was sich möglicherweise durch eine bessere Anleitung erklären lässt, da die Eltern diese Fähigkeiten als wichtig empfinden für eine Frau und sie so fördern).
- Die körperlichen und seelischen Veränderungen in der Pubertät bereiten den betroffenen Mädchen oft große Schwierigkeiten. Häufig bestehen Probleme mit der Hygiene, auch der Monatshygiene.
- Die bei anderen Mädchen typischen emotionalen Entgleisungen werden häufig nur in geringerem Ausmaß beobachtet, ängstigen die Betroffene und können von ihr meist nicht nachvollzogen werden.
- Häufig besteht die Angst, die gesellschaftlichen Erwartungen an eine Frau (gefühlsbetont, »hübsch« etc.) nicht erfüllen zu können. Die Betroffenen werden nicht selten als »kalt«, abweisend und zu intellektuell wahrgenommen. Manchmal fürchten sie sich regelrecht vor dem Erwachsenwerden.

Erwachsen werden – mögliche Hilfen

- Im Jugendalter steigen die Anforderungen hinsichtlich Planung und Organisation von Aktivitäten. Da dies autistischen Menschen schwerfällt, werden ihre Probleme in diesem Lebensabschnitt oftmals deutlicher als zuvor. Sie benötigen dann ganz konkrete Unterstützung bei den Anforderungen des Alltags.
- Auch wird zunehmend mehr Flexibilität verlangt, was die Betroffenen oft nicht leisten können. Wichtig ist es daher, individuelle Lösungen zu finden, um dem Bedürfnis nach Routinen Rechnung zu tragen.

- Gruppenaktivitäten für autistische Jugendliche können eine große Hilfe darstellen, z. B. Sozialkompetenztrainings. Hier kann man durch den Austausch mit Gleichaltrigen in einer geschützten und übersichtlichen Atmosphäre unter Anleitung Fähigkeiten besprechen und trainieren, die für diesen Lebensabschnitt wichtig sind: Kontaktverhalten, Mobilität, Hygienemaßnahmen, Freundschaften, Einladungen etc.
- Es geht nun auch darum, eine eigene Identität und ein angemessenes Selbstbewusstsein zu entwickeln vor dem Hintergrund der Erfahrung, dass man für die Verwirklichung der eigenen Lebensentwürfe auf Hilfe und Unterstützung angewiesen sein wird. Dabei können vor allem diejenigen helfen, die dies selbst erlebt und diesen Schritt bereits bewältigt haben. Gerade im Jugendalter ist deshalb die Peerberatung, also die Beratung und Unterstützung durch andere autistische Menschen, von großem Wert.
- Betreute Freizeitaktivitäten sind oft eine gute Maßnahme, um die freie Zeit sinnvoll verbringen zu können. Auch die Interessenfindung sollte angeleitet werden.
- Notwendig ist die Möglichkeit einer Teilhabe an all dem, was auf das Erwachsenwerden vorbereitet und diesen Schritt erleichtert. Dazu gehört der Zugang zu Einrichtungen und Maßnahmen in den Bereichen Schule, berufliche Qualifizierung, Freizeit, Wohnen, Identitätsbildung sowie die Unterstützung bei der Begegnung mit Gleichaltrigen. In all diesen Bereichen besteht Nachholbedarf.
- Eine gute Begleitung schließt auch die Bereiche ein, die in diesem Lebensabschnitt neu hinzukommen und die man sich oftmals nicht im Austausch mit Gleichaltrigen erschließen kann, z. B. Hygiene (Benutzung von Deodorant etc.), Sexualität (Aufklärung und Information, Instruktionen zur Benutzung eines Kondoms etc.) usw.
- Im Jugendalter kommt es nicht selten zur Entwicklung einer Depression, da dem autistischen Jugendlichen die Unterschiede zu den Gleichaltrigen besonders bewusst werden. Er braucht dann ggf. auch fachärztliche bzw. therapeutische Unterstützung.

Die Autismus-Diagnose – eine Erklärung für das Anderssein

»Erst im Alter von 27 Jahren erhielt ich die Diagnose einer Autismus-Spektrum-Störung. Zum Glück ist es heute in den meisten Fällen früher möglich, die Auffälligkeiten diagnostisch einzuordnen, häufig dann, wenn die Kinder in den Kindergarten oder die Schule kommen und die Erzieher bzw. Pädagogen die Unterschiede im Vergleich zu den anderen Kindern bemerken und im optimalen Fall auch bereits korrekt benennen können.

Bei mir wäre eine solch frühe Diagnose nicht möglich gewesen, denn während meiner Kindheit kannte man das Asperger-Syndrom in Europa noch kaum. Als ich jedoch gegen Ende meines Studiums immer stärker depressiv wurde und kaum mehr in der Lage war, zur Uni zu fahren, wurde auch meinem Arzt deutlich, dass ich Hilfe brauchte. Ich hatte großes Glück und befolgte seinen Rat, mir eine Psychotherapeutin zu suchen. Mein größtes Glück aber war, dass diese Therapeutin sich ein bisschen mit dem Autismus auskannte, weil sie eine Freundin hatte, die als Heilpädagogin auf diesem Gebiet tätig war. Auf diese Weise kam es dann zur Diagnose, die für mich eine große Erleichterung darstellte.

Endlich gab es einen Begriff für die Auffälligkeiten, was mich sehr entlastete, denn bis hierher wurde mir oft das Gefühl vermittelt, mich nicht genug anzustrengen, nicht fleißig oder nicht intelligent genug zu sein. Nun aber gab es schwarz auf weiß eine Erklärung für das, was ich schon immer gewusst hatte: Ich war in vielen Bereichen anders als die anderen, aber es war nicht meine Schuld, und vor allem war ich in Ordnung so, wie ich war. Anders eben, aber nicht minderwertig. Es war eine Befreiung, dies zu realisieren. Und auch für Eltern autistischer Kinder ist eine Diagnose von sehr großer Bedeutung, weil sie auch ihnen die Schuld nimmt und allen Beteiligten deutlich macht, dass keine »Erziehungsfehler« für die Auffälligkeiten des Kindes verantwortlich sind. Die Autismus-Diagnose bedeutet also oft eine große Erleichterung für alle Beteiligten.

Aber natürlich macht man sich danach auch ganz viele Gedanken und viele Sorgen. Auch ich fragte mich damals, was das nun bedeutete, wie ich mein Leben danach ausrichten sollte, was nun die nächsten Schritte sein könnten. Ich wandte mich an den Autismusverband in meiner Nähe und möchte das auch allen Menschen in ähnlichen Situationen empfehlen. Es ist einfach wichtig, sich zu informieren und sich mit »Gleichgesinnten« zusammenzuschließen. Die Vorsitzende des Verbands gab sich viel Mühe, informierte mich über alles, was ich zum Thema Autismus wissen sollte, und überlegte mit mir gemeinsam, was ich nun unternehmen könnte. Es war sehr entscheidend, in dieser ersten Phase jemanden zu haben, der mir Orientierung gab.

Wie geht es nach der Diagnose weiter?

Ich beschloss, dass ich andere betroffene Menschen kennenlernen wollte, um von den anderen zu lernen und mich nicht mehr ganz so allein zu fühlen mit meinen Auffälligkeiten. Das war sehr hilfreich für mich. Ich besuchte einmal monatlich die Selbsthilfegruppe im Ruhrgebiet, die damals die einzige Gruppe dieser Art in Deutschland war, und freute mich auf die regelmäßigen Treffen mit den anderen, die mir rasch gute Vertraute wurden. Manchmal trafen wir uns schon früher oder gingen im Anschluss an das offizielle Treffen noch etwas trinken. Es war jedes Mal eine schöne Zeit.

Wichtig für mich war, dass die Gruppe moderiert wurde. Allein uns selbst überlassen, wären wir damals vermutlich nicht in der Lage gewesen, miteinander in Kontakt zu kommen. Durch eine unterstützende Moderation aber ging das sehr gut.

Anhand von Fortbildungsveranstaltungen informierte ich mich über den Autismus, um möglichst gut Bescheid zu wissen. Ich meldete mich bei einem großen Kongress des Autismusverbandes an, wo ich erstmals über ein ganzes Wochenende den unterschiedlichen Vorträgen lauschte und viele Anregungen auch für mich erhielt. Es war sehr gut, mich mit den Grundlagen ausführlich zu beschäftigen.

Zum Zeitpunkt der Diagnose war ich bereits bei einer ambulanten Psychotherapeutin in Behandlung und führte diese Therapie nun mit dem Wissen über die Hintergründe meiner Auffälligkeiten fort. Zusammen mit meiner Therapeutin überlegte ich die nächsten Schritte: Ich wollte mein Umfeld informieren, um besser verstanden zu werden, und dann im nächsten Schritt für weitere Hilfen einen Schwerbehindertenausweis beantragen.

Wer soll Bescheid wissen?

Das war keine leichte Entscheidung, ich besprach sie mit meiner Therapeutin und informierte mit ihrer Hilfe meine Eltern. Danach überlegte ich, wer sonst noch Bescheid wissen sollte. Vieles ergab sich später durch meine Öffentlichkeitsarbeit von selbst, manches aber wollte ich doch auch aktiv tun und nicht warten, bis mein Umfeld aus der Zeitung oder durch Flyer diese Information erfuhr.

Insgesamt durfte ich die Erfahrung machen, dass sich durch meine Offenheit vieles verbesserte. Zahlreiche Menschen können mein Verhalten nun besser verstehen und mich ganz anders einschätzen. Man nahm mich bis dahin nicht selten als pedantisch und nur wenig umgänglich wahr, wenn ich beispielsweise meine Kollegen in der Klinik für ein auch nur kurzes Zuspätkommen kritisierte. Mit den neuen Informationen aber konnten die anderen erkennen, dass mein großes Bedürfnis nach Struktur und Vorhersehbarkeit dafür verantwortlich war. Das trug sehr zu einem besseren Kontakt zu meinen Kollegen bei, deshalb würde ich mich jederzeit wieder für diesen Schritt entscheiden.

Schwerbehindertenstatus

Außerdem erfuhr ich von der Möglichkeit, einen Schwerbehindertenausweis zu beantragen, und nach einiger Zeit beschloss ich, dies zu tun, wenngleich sich das Wort furchtbar anhörte. Aber inzwischen weiß ich, dass sich dieser Schritt lohnt, denn im Laufe des Lebens kommt es ja immer wieder einmal zu kritischen Situationen, in denen man merkt, dass man Unterstützung braucht.

So hatte ich eine beruflich schwierige Phase durchzustehen. Eine Änderung des Aufgabengebietes fiel mir sehr schwer, ich brauchte lange, mich an die neuen Anforderungen anzupassen. Es gab einen sehr dichten Tagesplan mit dauernd neuen zusätzlichen Anfragen, die ich gar nicht mehr unterbringen konnte. Ständig wurde ich durch Telefonate oder das Klopfen an der Tür unterbrochen. Ich arbeitete ohne jede Pause und fühlte mich nur noch unter Druck, immer schneller arbeiten zu müssen, um das Pensum bewältigen zu können. Die Arbeit als solche machte mir viel Spaß, aber ich merkte, dass der Stress irgendwann zu groß wurde. Dann wurde es dramatisch, ich wurde immer sensibler bezüglich verschiedener Sinnesreize. Der fiepende Computer oder die rauchenden Kollegen draußen vor dem Fenster des Bereitschaftszimmers störten mich deutlich stärker als sonst, ich verspürte permanente Übelkeit während der Bereitschaft und konnte diese Zeit schließlich nur noch mit medikamentöser Hilfe durchstehen.

Und auch in meinem Arbeitszimmer wurden die Sinneseindrücke ein Problem. Das Zimmer war klein, aber ich musste oft mehrere Personen hereinbitten zum Gespräch. Ihre Körpergerüche störten mich immer mehr, das Lüften zwischen den einzelnen Terminen reichte nicht mehr aus. Auch konnte ich die Beleuchtung im Zimmer nicht mehr ertragen.

An einem Tag, an dem es wieder besonders viele Störungen meines Arbeitsablaufs in Form von Anrufen etc. gegeben hatte, konnte ich mich am Ende meiner Arbeitszeit kaum mehr auf den Beinen halten.

Ich merkte, dass ich an einer Grenze angelangt war, musste auf dem Heimweg den nächsten Parkplatz anfahren und mich im Auto auf den Rücksitz legen. Da wurde mir klar, dass es so nicht weitergehen konnte, und ich fragte mich, weshalb man mir nicht half. Durch meine Therapeutin erfuhr ich, dass meine Kollegen und Vorgesetzten vermutlich gar nicht bemerkten, wie schwer es für mich war. Anscheinend kann man mir mein Befinden oft nicht gut ansehen, und da es mir außerdem meist nicht gelingt, von mir aus anderen darüber zu berichten, war es wohl nicht zu erkennen, dass ich Hilfe brauchte.

Wir überlegten also Möglichkeiten, und schließlich gelang es mir, um Unterstützung zu bitten. Das war problemlos durch nur kleine Maßnahmen möglich, und dafür war es eben sehr hilfreich, einen Schwerbehindertenstatus zu haben, der es mir gestattet, solche Anpassungen auch einzufordern. Nun konnte ich wieder gut arbeiten und bin wirklich sehr dankbar für solche Hilfen.

Strategien, Wege und mögliche Lösungen

Diagnose – ja oder nein?

Eltern genauso wie betroffene Menschen selbst stellen sich in vielen Fällen die Frage, ob es sinnvoll ist, eine diagnostische Einschätzung einzuholen. In manchen Fällen wird es als eine schockierende Nachricht aufgefasst, während andere Betroffene erleichtert sind über die Erklärung für ihre Auffälligkeiten. Jeder einzelne Mensch reagiert anders auf eine Autismus-Diagnose.

Vor- und Nachteile einer Diagnose sollen im Folgenden aufgeführt werden. Und da sich alle Menschen unterscheiden, jeder andere Ziele und Wünsche für sein Leben, andere Voraussetzungen und Möglichkeiten hat, müssen die einzelnen Argumente in jedem Einzelfall auch individuell gewichtet werden.

Mögliche Vorteile einer Diagnose

- Die eigenen Kompensations- bzw. Anpassungsstrategien können evtl. reduziert werden, was deutlich geringeren Stress bedeutet.
- Auffälligkeiten können korrekt bewertet werden, werden nicht mehr als Provokation oder andere böse Absicht interpretiert, falsche Vorstellungen können korrigiert werden mit der Folge einer besseren Akzeptanz und eines größeren Respekts für den betroffenen Menschen.
- Betroffene genauso wie Eltern haben nun eine Erklärung für die Auffälligkeiten; Schuldvorwürfe (»falsche Erziehung«, »schlechtes Benehmen« etc.) sind haltlos. Dieses Wissen kann dazu beitragen, zerbrochene familiäre Beziehungen zu kitten.
- Mobbing v. a. in der Schule lässt sich meist deutlich reduzieren, wenn die anderen Bescheid wissen.
- Hilfen für die unterschiedlichen Lebensbereiche (Schule, Arbeit, Wohnen, Freizeit etc.) können initiiert werden, therapeutische Maßnahmen beginnen.
- Die Planung realistischer Perspektiven bedeutet oft eine Verringerung von Depressivität, wenn man z. B. die beruflichen Pläne den objektiven Möglichkeiten anpassen kann.
- Man kann beginnen, sich mit Gleichgesinnten zu identifizieren und zu organisieren (in Selbsthilfegruppen, Internet-Foren etc.).

Mögliche Nachteile einer Diagnose

- Menschen, die sich mit Autismus-Spektrum-Störungen nicht gut genug auskennen, können unangemessene Ängste vor einem Kontakt entwickeln (halten den Kontakt mit dem Betroffenen für »schlechten Umgang« etc.).
- Möglicherweise hat man schlechtere Chancen auf einen Arbeitsplatz bei der Angabe der Diagnose bereits im Bewerbungsschreiben (oft ist es deshalb günstiger, die Diagnose erst beim Vorstellungsgespräch mitzuteilen, wenn man gleichzeitig auch die Stärken und Ressourcen deutlich machen kann).

- Manche Menschen trauen dem Betroffenen evtl. weniger zu, wenn sie von der Diagnose wissen (z. B. in beruflicher Hinsicht).
- Manche Versicherungen lehnen Menschen mit einer Autismus-Diagnose ab (z. B. private Krankenversicherung, Lebensversicherung, Berufsunfähigkeitsversicherung), manche Behörden stellen (unnötige) Hürden auf (z. B. bei der Anmeldung für eine Prüfung zur Erlangung der Fahrerlaubnis).

Diagnose – und was dann?

Natürlich bleiben auch nach einer Diagnosestellung noch viele Fragen. Welches sind nun die nächsten Schritte, um dem Kind gut zu helfen? Und wie kann auch im Erwachsenenalter das eigene Leben mit Autismus gelingen?

Folgende Maßnahmen sind häufig empfehlenswert:

- Informationen einholen über Autismus (über das Internet, durch entsprechende Literatur, Vorträge und Seminare von Autismusverbänden, Einzelpersonen etc.)
- Informationen über Autismus weiterleiten an alle Personen, die mit dem betroffenen Menschen beschäftigt sind (Angehörige, Mitarbeiter in Kita, Kindergarten, Schule, evtl. Arbeitskollegen, Nachbarn und Freunde), um das Verständnis zu verbessern
- therapeutische Förderung überlegen und Beratung darüber einholen (Autismus-Therapiezentren, niedergelassene Psychotherapeuten oder Ergotherapeuten etc., s. u.)
- Antrag auf Anerkennung einer Schwerbehinderung nach Sozialgesetzbuch IX beim zuständigen Versorgungsamt stellen
- evtl. Antrag auf Leistungen der Pflegeversicherung nach SGB IX stellen (Einzelheiten und Erläuterungen finden sich z. B. in einem Merkblatt des BVKM – Bundesverband für körper- und mehrfachbehinderte Menschen.
- evtl. Leistungen über das Persönliche Budget beantragen (Informationen dazu sind bei den Beratungsstellen erhältlich)
- Hilfen für Kita, Kindergarten oder Schule mit den zuständigen Erzie-

hern oder Lehrern besprechen, dabei Vorschläge machen (was fällt schwer, was wäre hilfreich); individuellen Nachteilsausgleich erarbeiten (einige Vorschläge der Kultusministerien der Länder für den Schulbereich finden sich im Internet sowie im Kapitel »Schule«)

- im Kleinkindalter beim Jugendamt den wesentlich erhöhten Förderbedarf beantragen; im Schulalter ggf. Schulbegleiter überlegen und (ebenfalls beim zuständigen Jugendamt) beantragen
- im Studium: Ansprechpartner (s. u.) kontaktieren, Schwierigkeiten besprechen und Hilfen überlegen
- bei Arbeit und Beruf: Mit Mitarbeitern bzw. Vorgesetzten überlegen, was verändert werden sollte, um besser arbeiten zu können (Rahmenbedingungen, konkrete Hilfen etc.)
- bei Arbeitslosigkeit bzw. Berufsfindungsphase: Mit Reha-Berater des Arbeitsamts bzw. mit Integrationsfachdienst Kontakt aufnehmen und Möglichkeiten überlegen
- alle Beratungsangebote in der Region nutzen bezüglich allgemeiner Fragen im Hinblick auf Behinderung, Teilhabe, Behörden etc. (z. B. Gesundheitsamt, Psychiatriekoordinator, Sozialpsychiatrische Beratungsstellen, ergänzende unabhängige Teilhabeberatung EUTB)
- Lassen Sie sich unbedingt von einem Autismusverband in Ihrer Nähe beraten, welche Maßnahmen in Ihrer konkreten Situation sinnvoll sind, und schließen Sie sich einer Elterngruppe bzw. einer Selbsthilfegruppe an. Sie sind nicht allein mit Ihren Anliegen! Nur als große Gemeinschaft lassen sich Verbesserungen für die betroffenen Menschen durchsetzen. Und falls es keine passende Gruppe in Ihrer Region gibt, dann scheuen Sie sich nicht, eine zu gründen. Die Gesundheitsämter oder Selbsthilfe-Kontaktstellen in der Umgebung unterstützen Sie dabei.

(Wie) sollte man die Diagnose dem betroffenen Menschen und dem Umfeld erklären?

Eltern fragen sich oft, ab welchem Alter es sinnvoll ist, dem Kind mitzuteilen, dass es eine Autismus-Diagnose hat. Und betroffene Menschen müssen nun entscheiden, ob sie das Umfeld informieren wollen, wie das gelingen kann und welche Vorgehensweise günstig ist.

Folgende Maßnahmen können empfohlen werden:

- Man sollte die Diagnose dem Kind so früh wie möglich mitteilen, auch bereits im Kindesalter. Irgendwann merken die Kinder ohnehin, dass sie anders sind, und wenn sie dann keine Erklärung für dieses Anderssein haben, kann es zu Depressionen oder schwerwiegenden Verhaltensauffälligkeiten kommen.
- Bei kleinen Kindern kann es sinnvoll sein, noch nicht die Diagnose beim Namen zu nennen, sondern die Auffälligkeiten zu beschreiben und ihnen die Hilfen zu erklären (z. B. Therapie). Es ist wichtig, dabei nicht nur die Schwierigkeiten zu benennen, sondern auch die ganz persönlichen Fähigkeiten des Kindes (praktische Fertigkeiten, Wissen, Persönlichkeitsmerkmale etc.), und ihm darzulegen, dass es in Ordnung ist, wie es ist, dass es aber Hilfen für seine Schwierigkeiten gibt, die dazu beitragen, dass es besser mit anderen Kindern spielen und leichter Freunde finden kann. Gerade der Bereich Freundschaft und Beziehungen ist oft eine große Motivation für die Betroffenen.
- Auf dieselbe Weise kann die Diagnose auch den Mitschülern, Eltern der Mitschüler, Arbeitskollegen, Familienangehörigen etc. vermittelt werden. Auch hier sollten sowohl Ressourcen als auch Schwächen genannt werden (ein mögliches Vorgehen wurde im Kapitel »Schule« beschrieben). Bei einem Elternabend ist es oft hilfreich, wenn zunächst die betroffenen Eltern ihre Situation schildern, dann eine Fachkraft (Therapeut, Pädagoge etc.) den Autismus allgemein erläutert und auch bereits mögliche Hilfen aufzeigt, bevor schließlich die anderen Eltern die Gelegenheit erhalten, ihre Fragen zu stellen. Dann, wenn alle Bescheid wissen, kann Mobbing oft verhindert werden.
- Natürlich sollten aber sowohl das betroffene Kind als auch dessen Eltern einverstanden sein mit einem solchen »Outing«, die konkrete Vorgehensweise sollte man miteinander abstimmen. Autistische Schüler sind da ganz unterschiedlich – manche wollen dabei sein, wenn man den Klassenkameraden davon erzählt, andere möchten das expli-

zit nicht. Es ist wichtig, auf die individuellen Wünsche und Bedürfnisse des Betroffenen Rücksicht zu nehmen.

Soll ich einen Schwerbehindertenausweis beantragen?

- Ein Schwerbehindertenausweis bietet unterschiedliche Erleichterungen wie zusätzliche Urlaubstage, einen besonderen Kündigungsschutz und verschiedene Vergünstigungen im Alltag (in Schwimmbädern, Museen etc.).
- Er ist oft notwendig, um in der Schule, im Studium oder im Berufsleben Sonderregelungen zu erhalten, um die persönlichen Nachteile auszugleichen (etwa mehr Zeit oder separate Räume für Prüfungen, Integrationshelfer etc.).
- Den Antrag stellt man beim zuständigen Versorgungsamt, wo es ein spezielles Formular dafür gibt. Ermittelt wird dann der »Grad der Behinderung« (GdB), liegt er bei 50 oder mehr, wird ein Schwerbehindertenausweis ausgestellt; für berufliche Hilfen kann auch ein GdB von 30 zusammen mit einer »Gleichstellung« ausreichen.
- Zur Ermittlung des GdB ist es wichtig, die persönlichen »Teilhabeeinschränkungen« darzulegen, also zu beschreiben, wie sich der Autismus auf die Teilhabe in Schule, Beruf und Gesellschaft auswirkt. Früher gab es Richtlinien, welche Diagnose welchen GdB zur Folge hat. Diese gibt es heute nicht mehr, nun wird anhand der unterschiedlichen Teilhabeeinschränkungen ein Wert ermittelt.
- Falls man zunächst eine Ablehnung erhält (was häufig vorkommt, nicht nur bei Autismus-Spektrum-Störungen), sollte man umgehend einen Widerspruch einlegen und dafür unbedingt die angegebene Frist einhalten. Bei einer erneuten Ablehnung kann man Klage einreichen vor dem Sozialgericht. Es ist aber sinnvoll, diesen Schritt mit einem Anwalt zu besprechen.
- Es lohnt sich, hartnäckig zu sein! Oft ist ein Schwerbehindertenstatus auch später im Leben in schwierigen Situationen eine enorme Hilfe, um eine passende Unterstützung erhalten zu können.

Therapien und individuelle Hilfen

Psychotherapie

»Seit über 20 Jahren arbeite ich inzwischen mit meiner Psychotherapeutin, die mir eine enorm wichtige Hilfe geworden ist. Ich habe sie damals in einer sehr schweren depressiven Phase kennengelernt, was mein großes Glück war.

Anfangs fiel es mir schwer, mein Befinden und meine Gefühle mitzuteilen, ich musste dies erst mühsam lernen. Meine Therapeutin hilft mir noch heute sehr, indem sie mir immer dann, wenn ich meine Emotionen nicht recht einordnen kann, ein paar Möglichkeiten aufzählt, wie sich andere Menschen in solchen Momenten meist fühlen und was ihnen möglicherweise durch den Kopf geht. Auf diese Weise kann ich auswählen, was für mich am besten passt, und bekomme ein bisschen Sicherheit im Umgang mit der eigenen Gefühlswelt. Natürlich besprechen wir auch unerfüllte Wünsche miteinander. Ich lebe allein, habe keine Kinder und nur wenige soziale Kontakte, was mich oft belastet. Es tut gut, dies mit meiner Therapeutin besprechen und »betrauern« zu können. Insgesamt denke ich oft lange über Erfahrungen und Erlebnisse nach und brauche ein bisschen Unterstützung dabei, sie einzuordnen. Besonders schwierige Momente bleiben mir lange im Gedächtnis.

Sehr wichtig ist auch die Hilfe im Hinblick auf meine depressiven Phasen. In der Regel kann ich mich inzwischen recht gut mitteilen, manchmal auch heute noch auf schriftlichem Weg besser als im Gespräch, aber wenn ich so richtig depressiv bin, geht oft gar nichts mehr, ich fühle mich dann schrecklich gefangen und allein. In solchen Momenten ist es wichtig für mich, eine Therapeutin zu haben, die mich gut kennt und die weiß, wie sie mich unterstützen kann. Im Vergleich zu früher leide ich heute deutlich seltener unter Depressionen und muss auch nicht mehr diese ganz schweren depressiven Phasen erleben.

Ich bin offener geworden für das Leben anderer Menschen, ich informiere mich in vielen unterschiedlichen Tages- und Wochenzeitungen oder Nachrichtenmagazinen über die ganz unterschiedliche Art anderer Leute, ihr Leben zu gestalten. Davon profitiere ich sehr. Noch arbeiten muss ich an meiner Flexibilität im Denken und Handeln. Ich bin oft sehr in meinen Vorstellungen gefangen und merke immer wieder, dass das anstrengend ist.

Häufig geht es in der Therapie aber auch um ganz konkrete Hilfen für Fragen des Alltags. Ich bin eben meist allein und habe niemanden, mit dem ich Dinge besprechen kann, die andere Menschen eher mit Freunden besprechen wollen als mit einem Therapeuten. Es ist sehr wichtig für mich, jemanden gefunden zu haben, der mir »das Leben erklärt«, mich also unterstützt in den Situationen, die ich allein nicht leisten kann, und mir Lebensentwürfe anderer Menschen näherbringt, zu denen ich bislang keinerlei Zugang hatte. Auf diese Weise konnte ich meinen Horizont stark erweitern und neue Aspekte kennenlernen, die auch mein Leben sehr bereichern.

Ich habe die Möglichkeit, mit meiner Therapeutin Situationen zu besprechen, die für mich schwierig sind. Meist geht es dabei um Kontakte zu anderen Menschen. Es war mir lange nicht klar, dass ich im Kontakt manchmal unnahbar und abweisend wirke und dadurch natürlich auch bei anderen Menschen ein entsprechend ablehnendes Verhalten provoziere. Solche Verhaltensanalysen helfen mir sehr, damit ich versuchen kann, ein bisschen freundlicher zu wirken, um auch eher zugewandte Reaktionen zu erhalten.

Zu Beginn meiner Therapie stellte sich mir nicht die Frage, welche Fachrichtung der Therapeutin für mich geeignet sein würde, denn in unserem eher ländlichen Bereich gab es damals kaum Alternativen. Und heute weiß ich, dass das mein großes Glück war. Es ist viel wichtiger, einen Therapeuten zu finden, der sich wirklich ganz individuell auf seine Patienten einlässt und so mit ihnen arbeitet, wie es in ihrer aktuellen Situation wichtig für sie ist. Das beherrscht meine Therapeutin sehr gut. Und inzwischen ist sie natürlich längst nicht mehr nur »ein

Mittel zum Zweck der seelischen Gesundheit« für mich, sondern ich habe sie auch als Mensch sehr lieb gewonnen und freue mich, wenn es ihr gut zu gehen scheint. Manchmal lässt sie mich ein bisschen an ihren Erfahrungen und Erlebnissen teilhaben, was für mich sehr hilfreich ist.

Ich danke meiner Therapeutin sehr für alles, was sie in den inzwischen über 20 Jahren für mich getan hat. Fast die Hälfte meines Lebens durfte ich mit ihrer Hilfe bestreiten. Wir haben in guten Momenten gemeinsam gelacht und schwierige Zeiten miteinander durchgestanden. Sie lässt mich nicht allein und ist verlässlich für mich da. Bei ihr muss ich mich nicht verstellen und darf so sein, wie ich bin.

Manchmal denke ich an frühere Zeiten zurück und bin dann wirklich sehr glücklich. Auch damals hatte ich ab und zu gute Zeiten und vor allem viel Glück gehabt, dass ich an den entscheidenden Stellen Möglichkeiten finden konnte, um meine Ziele zu erreichen. Aber ich wusste damals noch nicht, wie schön das Leben sein kann. Zu einem Großteil habe ich es von meiner Therapeutin gelernt, zu einem kleineren Teil durch das Schicksal, vor allem in schwierigen Zeiten, als ich merkte, wie schnell alles anders sein kann und wie wichtig es ist, sich auf schöne Kleinigkeiten im Hier und Jetzt zu konzentrieren, sie zu genießen und dabei Entspannung zu finden. Nie zuvor konnte ich durch solche kleinen Dinge so großes Glück empfinden, was ich sehr genieße. Und so können auch unangenehme Lebenssituationen manchmal eine große Chance darstellen.

Aber natürlich ist auch heute noch längst nicht alles leicht, immer wieder einmal habe ich das Bild eines Hürdenlaufs dafür im Kopf. Ich glaube nicht, dass die Hürden insgesamt im Vergleich zu früher sehr viel niedriger geworden sind, manchmal erscheinen sie mir sogar etwas höher, weil ich die eigentliche Höhe früher gar nicht erkennen konnte. Aber der Abstand zwischen den einzelnen Hürden ist inzwischen deutlich länger geworden, und insgesamt sind diese Zeiten zwischen den Hürden um ein Vielfaches schöner als früher. Vielleicht ist es ja auch gar nicht möglich, sehr viel mehr zu erreichen. Und das ist deutlich mehr, als ich lange überhaupt zu hoffen gewagt habe. Deshalb bin ich wirklich sehr dankbar für meine aktuell doch recht stabile und gute Lebenssituation – und für meine Psychotherapeutin, der ich dies in erster Linie verdanke.

Ergotherapie

Seit etwa zehn Jahre arbeite ich zusätzlich mit meiner Ergotherapeutin und bin sehr froh, auch diese Maßnahme für mich kennengelernt zu haben. Ich glaube, dass Ergotherapeuten vielen autistischen Menschen sehr gut helfen können, was aber vielfach noch nicht sehr bekannt ist. Deshalb veranstalte ich zusammen mit meiner Therapeutin Seminare, in denen wir erläutern, wie eine solche Unterstützung aussehen kann.

Ich selbst habe meine Ziele im Hinblick auf die Ergotherapie wie folgt definiert:

Ich möchte besser im Alltag zurechtkommen, möchte also zusammen mit der Therapeutin Alltagsprobleme und deren Ursachen identifizieren, bestehende Kompetenzen entdecken und neue entwickeln sowie überlegen, wo und wie ich notwendige Unterstützung erhalten kann. Das erstreckt sich auf alle Lebensbereiche, also Arbeit und Beruf, Freizeit, Freundschaft, Wohnen, Gesundheit, Hygiene, Mobilität, alltägliche Erledigungen etc.

Ich wünsche mir Hilfen im Hinblick auf die Wahrnehmung mit sensorischer Überempfindlichkeit, Situationen der Reizüberflutung etc.

Ich möchte besser mit anderen Menschen umgehen können und erhoffe mir Unterstützung im Hinblick auf kommunikative und zwischenmenschliche Kompetenzen, um vielleicht irgendwann Freunde finden zu können.

Meine Therapeutin bespricht mit mir meine aktuellen Anliegen und den jeweils anstehenden Unterstützungsbedarf. Manchmal planen wir auch »Außentermine«, so verabreden wir uns etwa in der Stadt, um gemeinsam einkaufen zu gehen, oder vor Ort für schwierige Arzttermine, Behördengänge o. Ä. Wenn mir ein Telefonat schwerfällt, können wir es gemeinsam erledigen, bei speziellen Fragestellungen recherchieren wir im Internet nach Antworten und Lösungen. Auch können wir die Küche benutzen, um verschiedene Dinge gezielt zu trainieren.

Meine Therapeutin fungiert manchmal als »Dolmetscherin« für Fragen im Kontakt mit anderen Menschen oder auch als »Anschauungsobjekt«, indem sie mir ihre eigenen Erfahrungen, Erlebnisse und Lösungen beschreibt, mir also ihre eigene Lebenswirklichkeit aufzeigt als eine Möglichkeit, das Leben zu gestalten. So hat sie sich auch schon vor meinen Augen geschminkt und mich dabei zusehen lassen, was ich interessant fand. Ich bin sehr froh, dass meine beiden Therapeutinnen offen sind auch für solch ungewöhnliche Maßnahmen, mit denen sie mir sehr helfen.

Die Ergotherapeutin ist für mich manchmal auch eine Art »Lebenscoach«, sie zeigt mir neue Wege und Möglichkeiten auf und hilft mir dabei, eigene Lösungen zu finden. Und sie hilft mir, Maßnahmen im Alltag zu überlegen, wie ich die Belastung durch schwierige und unangenehme Sinnesreize möglichst gering halten kann. Das kann geschehen durch eine Vermeidung der Reize, durch die Verwendung geeigneter Hilfsmittel oder auch durch kognitive Aspekte. Inzwischen spüre ich eine drohende Reizüberflutung deutlich früher als in der Vergangenheit und kann dann auch gezielt gegensteuern, was für mich eine große Entlastung darstellt, da ich viele Situationen der Reizüberflutung als sehr schlimm erlebt habe und in diesen Momenten häufig über mehrere Stunden hinweg komplett handlungsunfähig war. Mittlerweile treten diese heftigen Zustände zum Glück nur noch selten auf.

Insgesamt erhalte ich durch die Ergotherapie eine sehr hilfreiche Unterstützung in ganz unterschiedlichen Lebensbereichen – und zwar genau dort, wo ich sie brauche. Es ist eine individuelle und praxisnahe Art der Begleitung durch einen lieben Menschen, von der ich sehr profitiere.

Die Behandlung kann übrigens durch jeden Arzt verordnet werden; hilfreich ist es, dafür einen Therapeuten zu suchen mit der Weiterbildung »Spezifische Integrationstherapie« (SI).

Selbsthilfearbeit

Durch den Besuch einer Selbsthilfegruppe bekam ich viel Sicherheit im Umgang mit anderen Menschen, fühlte mich verstanden und angenommen, weil die anderen Teilnehmer ähnliche Auffälligkeiten auch bei sich beschrieben. Gleichzeitig hatte ich die Möglichkeit, die Themen zu besprechen, die für mich im Hinblick auf den Autismus wichtig waren. Es war also ein großer Gewinn, mich einer solchen Gruppe angeschlossen zu haben. Sowohl die anderen Teilnehmer als auch ich haben gemerkt, dass wir durch die Selbsthilfearbeit selbstbewusster wurden im Kontakt, nicht mehr so ängstlich waren und mit den alltäglichen Schwierigkeiten wesentlich besser umgehen konnten.

Inzwischen darf ich selbst eine Gruppe autistischer Menschen begleiten und finde es immer wieder bemerkenswert, welch große Fortschritte sich schon nach kurzer Zeit insbesondere im Kontaktverhalten zeigen. Während anfangs alle ein bisschen »aneinander vorbei« sprechen, weil jeder das sagt, was ihm zum jeweiligen Thema gerade in den Sinn kommt, gelingt es den Teilnehmern auch nach nur wenigen Sitzungen deutlich besser, sich auf den Vorredner einzulassen und auf dessen Worte einzugehen. Es freut mich sehr zu erleben, wie schnell man auch noch im Erwachsenenalter die kommunikativen Kompetenzen verbessern kann.

Wir legen bei jedem Treffen bereits die Themenschwerpunkte für den kommenden Termin fest, damit man sich darauf einstellen kann.

Häufig gewünschte Themen sind:

- Diagnostik (Ablauf, Ansprechpartner in der Region, konkretes Vorgehen)
- Therapie (verschiedene Ansätze, eigene Erfahrungen der Gruppenmitglieder, Ansprechpartner etc.)
- Arbeit und Beruf (Entwicklung realistischer und befriedigender Perspektiven, geeignete Arbeitsstelle, passende Rahmenbedingungen, Umgang mit Kollegen etc.)
- Umgang mit Stress, Möglichkeiten zur Entspannung

- Sozialkontakte (v. a. Freundschaft und Partnerschaft)
- Wahrnehmungsbesonderheiten (Sinneswahrnehmung, Körperwahrnehmung, Umgang mit Gefühlen etc.)
- Begleiterkrankungen (v. a. Depressionen und Ängste)
- Mögliche Ansprechpartner für konkrete Hilfe im Alltag (im Haushalt, bei Behörden etc.)
- Hilfe im Hinblick auf die eigene Identität
- Individuelle Maßnahmen, um glücklich und zufrieden leben zu können.

Strategien, Wege und mögliche Lösungen

Mögliche therapeutische Maßnahmen

Es ist nicht möglich, den Autismus zu heilen, aber viele unterstützende Maßnahmen kommen in Betracht, um Selbstständigkeit, soziale Kompetenzen und Lebenszufriedenheit zu verbessern. Angewandt werden in erster Linie

- autismusspezifische Therapie,
- Psychotherapie,
- Ergotherapie.

Die Behandlung kann durchgeführt werden in einem Autismus-Therapie-Institut (Adressen z. B. unter www.autismus.de) bzw. in einer psychotherapeutischen und/oder ergotherapeutischen Praxis. Sie umfasst ganz unterschiedliche Elemente und wird auf Alter, Lebenssituation, kognitive und sprachliche Fähigkeiten des betroffenen Menschen individuell abgestimmt.

Ein weiterer wichtiger Ansatz ist die Selbsthilfearbeit, also der Austausch mit anderen autistischen Menschen in Gruppen, um sich gegenseitig zu unterstützen und von den Erfahrungen der anderen zu profitieren. Selbsthilfegruppen für autistische Menschen sowie für deren Eltern können erfragt werden beim Autismusverband der Region (Adressen unter www.autismus.de) oder bei der Selbsthilfeorganisation für autistische Menschen (Aspies e. V., www.aspies.de).

Sonstige Möglichkeiten umfassen tiergestützte Therapieverfahren, körperorientierte Maßnahmen, kunsttherapeutische Möglichkeiten, Entspannungsverfahren und andere. Für jeden einzelnen Menschen muss man eine individuelle Unterstützung zusammenstellen, die sich an den eigenen Wünschen, Bedürfnissen, Zielen und Möglichkeiten orientiert.

Welches sind die Ziele einer Therapie bei Menschen mit Autismus?

In der Therapie geht es darum (vgl. Preißmann: Autismus und Gesundheit, Verlag W. Kohlhammer 2017),

- die belastende Symptomatik zu lindern
- bestehende Begleiterkrankungen zu behandeln (z. B. Depressionen, Ängste etc.)
- Kommunikation, Spielverhalten und Selbstständigkeit zu fördern
- soziale Kompetenzen zu verbessern, um den Umgang mit anderen Menschen zu erleichtern, Bewältigungsstrategien für die eigenen Schwierigkeiten zu erlernen
- mit den eigenen Besonderheiten, also den ganz individuellen Stärken und Schwierigkeiten, gut umgehen zu können
- Unterstützung zu erhalten bei alltäglichen Herausforderungen
- eine berufliche Nische zu finden, bei der man die bestehenden Stärken gut einsetzen kann und die zur eigenen Person passt
- zu verstehen, wer man ist und wie man ist, und eine eigene Identität für das Leben mit Autismus zu entwickeln
- ein für die eigene Person passendes glückliches und zufriedenes Leben führen zu können.

Wie finde ich einen passenden Therapeuten?

Meist muss man ein bisschen »ausprobieren«, bis es passt. Kriterien dafür sind z. B.:

- Wichtig ist eine individuelle Vorgehensweise. Der Therapeut muss also in der Lage sein, seine Methodik und möglichst auch den Rahmen an den jeweiligen Menschen und dessen aktuelle Situation anzupassen, auch unabhängig von der erlernten therapeutischen Richtung.

- Suchen Sie nicht nur nach Therapeuten mit jahrelanger Erfahrung auf dem Gebiet des Autismus – geben Sie vielmehr solchen Fachleuten eine Chance, die in der Lage sind, sich auf dieses Thema einzulassen und sich einzuarbeiten.
- Sie selbst sind der wahre Experte für Ihre eigene Person! Dieses Gefühl sollte Ihnen ein Therapeut vermitteln, indem er die Behandlung mit Ihnen abstimmt und Ihre Ressourcen bzw. Strategien wertschätzt und für die Behandlung nutzt.
- Informieren Sie Ihren Therapeuten darüber, wie sich der Autismus in Ihrem Leben ganz individuell auswirkt, was für Sie hilfreich, wichtig und schön ist, was Sie dagegen eher nicht mögen. Nennen Sie Ihre Wünsche und Vorstellungen.
- Es kann sinnvoll sein, dass der Therapeut offen ist auch für ungewöhnliche Maßnahmen, z. B. für die Möglichkeit, sich schriftlich mitzuteilen, weil das oft leichter fällt als das Ausdrücken von Gefühlen und Gedanken im persönlichen Gespräch.
- Ein guter Therapeut ist in der Lage, auch auf kritische Anmerkungen einzugehen und seine Vorgehensweise zu ändern, wenn Sie damit nicht zurechtkommen.
- Er muss Ihnen Wertschätzung, Wohlwollen und Verständnis vermitteln und mit Ihnen an der Verbesserung Ihrer Situation arbeiten, ohne Sie an die Gesellschaft »anpassen« zu wollen.
- Jeder Mensch ist anders, auch jeder autistische Mensch. Ein Therapeut, der für einen Menschen passt, stellt für einen anderen möglicherweise keine optimale Lösung dar. Deshalb muss man selbst für die eigene Person schauen, mit wem man sich wohlfühlt. Dafür sollte man die Möglichkeit probatorischer Sitzungen nutzen.
- Aber geben Sie Ihrem Therapeuten auch erst einmal eine Chance! Manchmal braucht es einige Zeit, bis man sich aufeinander eingestellt hat und eine fruchtbare Zusammenarbeit beginnen kann. Teilen Sie Ihre Bedürfnisse mit und versuchen Sie gemeinsam, Lösungen zu finden.

Wie kann der Therapeut die Rahmenbedingungen günstig gestalten?

- Menschen mit Autismus haben meist den Wunsch nach Gleicherhaltung der Umwelt mit Routinen, Ritualen und Spezialinteressen. Es ist deshalb sinnvoll, wenn es auch in der Therapie möglichst wenige Veränderungen gibt. Unumgängliche Veränderungen sollte man rechtzeitig ankündigen, damit der Betroffene sich darauf einstellen kann.
- Aufgrund des wörtlichen Sprachverständnisses können uneindeutige Formulierungen oft nicht korrekt verstanden werden. Wichtig ist daher eine klare, eindeutige Kommunikation. Wenn man mehrdeutige Redewendungen benutzt, sollte man gleich auch die Bedeutung erklären.
- Autistische Menschen profitieren sehr von einer guten Struktur. Sitzungen an denselben Wochentagen, zur gleichen Uhrzeit und im gleichen Raum sind hilfreich.
- Viele Betroffene befolgen Regeln sehr exakt, was manchmal als pedantisches Verhalten erscheinen kann. Tatsächlich aber dient dies vor allem in anstrengenden Situationen der Angstreduktion.
- In vielen Fällen besteht eine sensorische Überempfindlichkeit. Ein ruhiger Raum ohne zu starke sensorische Herausforderungen (kein starkes Parfüm, möglichst wenig Kunstlicht etc.) ist dann sehr hilfreich.
- Menschen mit Autismus profitieren sehr von Therapeuten, die bereit sind, konkrete Alltagsprobleme mit ihnen zu besprechen. Häufig kann es sinnvoll sein, den Betroffenen auch am eigenen Denken und Erleben teilhaben zu lassen. Viele von ihnen haben einfach keine anderen Menschen, mit denen sie sich über solche Dinge austauschen könnten.
- Die Bereitschaft des Therapeuten zu einer guten Zusammenarbeit mit Eltern, Betreuern etc. ist wichtig, da oft nur die engsten Bezugspersonen die Verhaltensauffälligkeiten richtig einschätzen können und wissen, wie man am besten helfen kann.
- Bei jedem einzelnen Patienten sollte man den individuellen Hilfebedarf erfragen, damit man gut auf ihn eingehen kann.

Welche zusätzlichen Hilfen können sinnvoll sein?

- Kunst-/Musiktherapie
- Körperorientierte Verfahren, Physiotherapie
- Sportliche Förderung
- Tiergestützte Therapien
- Entspannungsverfahren: Achtsamkeitstraining oder andere
- Erfahrungsberichte anderer autistischer Menschen in Büchern oder anderen Medien
- Psychosoziale Dienste
- Caritative Einrichtungen (Caritas, Diakonie etc.)
- Ergänzende unabhängige Teilhabeberatung (EUTB, in allen größeren Städten)
- Internet/YouTube-Filme als Hilfe für konkrete Anforderungen des Alltags
- »Mentor«, also ein Vertrauter aus dem sozialen Umfeld, der die Auffälligkeiten versteht und Hilfestellungen sowie Anregungen geben kann
- Evtl. gesetzliche Betreuung
- Und viele andere mögliche Maßnahmen, die man individuell überlegen muss.

Das Studium – noch immer anders als die anderen

»Die Medizin war schon seit früher Jugend meine Leidenschaft, ich mochte das Wissenschaftliche und die Erfahrung, den Menschen mit der eigenen Arbeit helfen zu können, wie ich es in der Orthopädie auch am eigenen Beispiel erfahren hatte. Für mich war also klar: Ich wollte Ärztin werden.

Nicht ganz so eindeutig erschien mir jedoch der Weg dorthin. Mein Abitur hatte eine Drei vor dem Komma, da ich in vielen Unterrichtsfächern Schwierigkeiten hatte. Auf dem üblichen Weg über die Abiturnote hatte ich also keine Chance. Schließlich aber kam mir das Glück zu Hilfe: Ich konnte den obligatorischen Medizinertest sehr gut absolvieren und bekam sofort den erhofften Studienplatz.

Die erste Hürde war also genommen, aber danach ging es erst los mit den eigentlichen Problemen.

Wo sollte ich studieren? Eigentlich kam nur Frankfurt infrage, weil ich mir nicht vorstellen konnte, von zu Hause auszuziehen. Das wären damals tatsächlich auch zu viele Veränderungen auf einmal für mich gewesen. So aber konnte ich mit dem Zug nach Frankfurt fahren, und das tat ich auch schon im Vorfeld immer wieder, um die Wegstrecke einzuüben und mir alles anzusehen. Ich bin überhaupt ein Mensch, der sich frühzeitig über alles ausführlich informiert, um dann möglichst wenig Stress und Angst zu haben. Je besser man Bescheid weiß, umso sicherer fühlt man sich, das ist in allen Lebensbereichen so. Wenn man also die Möglichkeit hat, sollte man ältere Studenten befragen oder auch Menschen, die schon in diesem Beruf arbeiten, man sollte die Einführungsveranstaltung der Fachschaft besuchen und sich anhand des Vorlesungsverzeichnisses informieren. Aber: Man darf sich nicht entmutigen lassen! Niemals hätte ich Medizin studiert, wenn ich auf meine Lehrer gehört hätte, sie fanden mich zu faul und längst nicht intelligent genug dafür, das haben sie mir oft genug mitgeteilt. Ich finde es sehr wichtig, dass jeder Mensch, auch jeder autistische Mensch, den Weg versuchen kann, den er sich wünscht.

Das siebte Semester war für mich so etwas wie ein »Wendepunkt«. Bis dahin dachte ich zu Beginn eines jeden Semesters, ich müsste das Studium abbrechen, weil ich es nicht schaffe. Ich konnte dann aber doch jedes Mal aufs Neue erfolgreich abschließen, aber ich war immer wieder fest davon überzeugt, es nicht zu packen. Das war keine leichte Zeit. Ich glaube, es wurde besser, weil die Fächer angenehmer wurden, weil es dann endlich auch die Fächer waren, die ich lernen wollte. Leider kannte ich meine Therapeutin damals noch nicht und wusste nicht, dass man solche Dinge mit anderen Menschen besprechen kann, dass es dadurch etwas leichter werden kann. Damals waren andere Menschen noch so weit weg für mich und spielten während meines Studiums kaum eine Rolle. Ich werde nie die beiden Situationen vergessen, als jeweils eine Kommilitonin versuchte, mit mir näher in Kontakt zu kommen, einmal ganz zu Beginn des Studiums, einmal am Ende im Praktischen Jahr. Beide waren sehr nett, aber ich hatte keine Chance und musste zusehen, wie die beiden nach jeweils nur kurzer Zeit andere Leute fanden, mit denen sie sich stattdessen trafen, was mir sehr wehtat. Einfach nur tatenlos merken zu müssen, dass sie mit anderen Menschen deutlich mehr anfangen konnten als mit mir und sich in deren Gegenwart wohler fühlten, brachte mich zur Verzweiflung.

Kontakte zu den Kommilitonen

Eigentlich hatte ich mir einige Hoffnungen gemacht im Hinblick auf Freundschaften während des Studiums. In der Schule war ich immer allein gewesen. Und ich dachte, zu Beginn des Studiums hätten alle dieselben Voraussetzungen, weil ja niemand die anderen kannte, sodass es auch mir nun gelingen könnte, ein bisschen dazuzugehören. Aber schon an den ersten Tagen bemerkte ich, dass sich auch hier kleine Gruppen unter den Mitstudenten bildeten, ohne dass ich gewusst hätte, wie ihnen das gelang. Ich blieb also auch im Studium allein, und das war eigentlich auch das größte Problem, das ich an der Uni hatte.

Heute, mit einigem Abstand, kann ich analysieren, was die Unterschiede waren zwischen meinen Kommilitonen und mir: Da war zunächst der Beginn, als wir alle im Hörsaal saßen und die ersten Vorlesungen hörten. Ein nicht autistischer Mensch nimmt in solchen Momenten schwerpunktmäßig Personen wahr, kann sich schnell an neue und unbekannte Situationen anpassen und den Überblick behalten. Er zeigt ein eher sicheres Auftreten, geht logisch und intuitiv an seine Aufgaben heran und kann die verschiedenen Sinnesreize, in diesem Beispiel im Hörsaal, filtern und unterscheiden. Wir Menschen im Autismus-Spektrum nehmen dagegen schwerpunktmäßig Objekte wahr (Gegenstände, Bilder, Möbel etc.), die uns durchaus auch von den eigentlichen Aufgaben ablenken können. Wir richten unsere Wahrnehmung auf Details und haben deshalb Schwierigkeiten, uns in ungewohnter Umgebung einen Überblick zu verschaffen. Hier haben wir erhebliche Anpassungsschwierigkeiten. Verschiedene Sinnesreize nehmen wir gleichzeitig wahr, deshalb sind wir häufig von einer Reizüberflutung betroffen, vor allem dann, wenn wir uns noch nicht auskennen und keine Kontrolle über die Situation haben. Wir analysieren Aufgaben und Situationen und gehen logisch an sie heran – nicht intuitiv. Deshalb müssen wir vieles mühsam lernen, was sich für andere Menschen ganz selbstverständlich aus der Situation heraus ergibt.

Für Kontakte zu meinen Kommilitonen war ich damals wohl viel zu sehr mit dem »Drumherum« beschäftigt und hatte keine Kraft mehr für zwischenmenschliche Situationen, die mich überfordert hätten, und wohl auch keinen Blick für die anderen, mit denen ich eigentlich ab und zu ganz gern mal zusammen gewesen wäre. Aber wir hatten einfach so unterschiedliche Voraussetzungen und Möglichkeiten, und die Unterschiede zeigten sich auch im Alltag, etwa beim Betreten der Mensa. Die meisten Studenten verbrachten dort täglich ihre Mittagspause, für mich jedoch waren das Gewusel und dieser Krach so entsetzlich, dass ich mir dort allenfalls mal etwas zum Mitnehmen holte, meist aber ein belegtes Brot aß, das ich mir von zu Hause mitbrachte.

Auch fehlte mir die Kraft für ein »Leben abseits der Hochschulverpflichtungen«. Die Vorlesungen und Praktika waren fachlich für mich gut zu leisten, forderten mich aber durch den sozialen Aspekt bis an meine Grenzen. Da blieb keine Energie für sonstige Aktivitäten. Außerdem hätte ich damals gar nicht gewusst, wie ich diese hätte angehen sollen. Andere Studenten nutzten rege das kulturelle Angebot mit günstigen Theaterabonnements und Kinokarten, Sportkursen oder sonstigen Möglichkeiten. Ich dagegen fuhr nach Hause, um mich auszuruhen und Kraft zu tanken, und während die anderen bei den zahlreichen Partys bis in die Nacht hinein tanzten, machte ich in dieser Zeit Nachtdienste in unserer Klinik. Ich konnte die alten Bücher in der Bibliothek nicht nutzen, weil sie so entsetzlich »benutzt« rochen, und musste mir deshalb die notwendige Fachliteratur kaufen. Das war teuer, deshalb brauchte ich Geld und war sehr dankbar für diesen guten Job, bei dem ich auch viel lernen konnte.

Struktur und Organisation

Die Struktur ist für mich ganz wesentlich, deshalb fühlte ich mich in meinem Studiengang sehr wohl. Der Tagesablauf war vorgegeben, alles war geplant und geregelt. Die Medizin als ein sehr »verschultes« Studium war insgesamt also perfekt für mich geeignet, aber die meisten anderen Studiengänge laufen ja deutlich anders ab. Dann ist es wichtig, dem autistischen Menschen Hilfe zu bieten, wenn er mit der Organisation überfordert ist.

Stress an der Uni führt häufig zu Erschöpfungszuständen und zu der Notwendigkeit, immer wieder Pausen einzulegen. Das hat nichts mit Faulheit zu tun, sondern mit der permanenten Überlastung. Deshalb brauchen wir oft länger für das Studium, weil wir nicht so viele Aufgaben parallel erledigen können. Es ist also wichtig, Sonderregelungen zum Nachteilsausgleich zu treffen, um trotz bestehender Schwierigkeiten den gewählten Studiengang bewältigen zu können.

Ich selbst hatte in vielen Fällen Glück. Manches war für mich nicht möglich, aber meist ließen sich Maßnahmen finden, auch damals, noch ohne entsprechende Diagnose. So nahm ich mir für das Lernen auf die Zwischenprüfung und für meine Doktorarbeit jeweils ein Freisemester, weil mich das alles bei laufendem Studienbetrieb einfach überfordert hätte. So konnte ich alles in Ruhe und mit meinen Möglichkeiten bewältigen. »Später wird das Nachteile haben bei der Stellensuche«, wurde ich oft gewarnt. Glücklicherweise ließ ich mich dadurch nicht entmutigen und hielt an meinen Plänen fest. Niemand stört sich heute an einem erfolgreich abgeschlossenen Studium, das zwei Semester länger gedauert hat.

Eine große Hürde schien für mich jedoch das Untersuchungspraktikum zu werden, denn ich selbst konnte andere Menschen durchaus berühren, aber es fiel mir sehr schwer, mich von den Mitstudenten anfassen und untersuchen zu lassen. Daher beschloss ich, mich in eine Gruppe mit zwei männlichen Kommilitonen einzuteilen und sie darum zu bitten, dass man mich selbst nicht untersuchte. Niemand fragte nach, alle dachten wohl an einen Missbrauchshintergrund, und das ließ ich so stehen, weil ich fand, dass es als Mittel zum Zweck in Ordnung war.

In einigen anderen Praktika konnte man zwischen Hausarbeit und Gruppenarbeit frei wählen oder auch zwischen schriftlicher und mündlicher Prüfung, also informierte ich mich im Vorfeld sehr genau darüber und teilte mich, wann immer das möglich war, gezielt für die für mich günstigen Leistungsnachweise ein. Es zeigte sich auch hier, wie wichtig eine gute und rechtzeitige Information über die Studieninhalte war.

Und als Doktorarbeit schließlich fand ich ein interessantes Thema, das ich allein, mit meinen Möglichkeiten und ohne die Hilfe von Assistenten bearbeiten konnte.

Insgesamt gab es also viele kleine Maßnahmen, mit denen ich mir das Studium so gestalten konnte, dass es für mich machbar war – auch ohne offiziellen Nachteilsausgleich.

Offenheit im Hinblick auf die Diagnose

Aber dafür ist es eben auch notwendig, offen mit den Einschränkungen umzugehen und die eigenen Schwierigkeiten zu benennen. Andernfalls können andere Menschen in aller Regel nicht erkennen, dass jemand, der nicht auf den ersten Blick auffällt und der auf manchen Gebieten sehr begabt ist, bei vielen kleinen Anforderungen des Alltags trotzdem Hilfe braucht. Aufklärung und Information sind deshalb sehr wichtig.

Der größte Feind für uns sind die Ellenbogengesellschaft, der Druck und die permanente Konkurrenz schon im Studium und auch später im Beruf. Das überfordert autistische Menschen oft. Dann ist es wichtig, die eigenen Grenzen zu erkennen und andere Wege einzuschlagen, um glücklich leben zu können.

Karriere und Aufstiegsmöglichkeiten waren auch für mich nie ein Ziel gewesen. Ich bin Assistenzärztin, das ist auch in Ordnung so, mehr brauche ich nicht. Ich habe einen guten Beruf erlernt und habe das Glück, in diesem Beruf arbeiten zu können. Mehr muss es nicht sein, weil mehr eben auch nicht geht. Und durch meine zusätzlichen Aktivitäten im Bereich Autismus ist es mittlerweile eine sehr schöne Mischung geworden, mit der ich sehr glücklich bin.

Strategien, Wege und mögliche Lösungen

Studium – wo liegen die größten Schwierigkeiten?

- Orientierung: Angst, sich auf dem Gelände oder im Gebäude nicht zurechtzufinden und sich zu verirren

- Planung und Organisation: z. B. eigenständiges Zusammenstellen der Semesterangebote zu einem sinnvollen Stundenplan; notwendige Selbststrukturierung mit eigenständigem Erarbeiten eines sinnvollen Zeitplans, etwa bei Hausarbeiten
- Gruppenarbeiten: notwendige Abstimmungen mit den anderen Gruppenmitgliedern etc.
- Reizüberflutung in Stresssituationen oder auch Ablenkung durch starke sensorische Reize
- Mehrdeutige Fragen in Klausuren, Gesprächen oder Aufgaben
- Sorge vor dem Kontakt zu Kommilitonen, insbesondere Angst, abgelehnt zu werden oder auf Unverständnis zu stoßen
- Angst, im Rahmen von Prüfungen oder Semesterarbeiten vor Publikum zu sprechen
- Fehlende Informationen über mögliche Hilfen und Ansprechpartner für den Bedarfsfall.

Studium – was ist hilfreich?

Hochschulen haben die Aufgabe, Barrierefreiheit zu schaffen, deshalb ist es im Studium genauso wie zuvor in der Schule möglich, einen Nachteilsausgleich zu beantragen und auch in Anspruch zu nehmen. Auch hier muss man die Einzelheiten individuell überlegen. Ein Nachteilsausgleich ist möglich für das BAföG, das Zulassungsverfahren zum gewählten Studiengang, den Studienverlauf und auch für Prüfungen.

Folgende Ansprechpartner kommen dafür infrage:

- Die Informations- und Beratungsstelle Studium und Behinderung (IBS) des Deutschen Studentenwerks: www.studium-behinderung.de; Handbuch »Studium und Behinderung« (kostenfrei)
- bzw. vor Ort an der jeweiligen Hochschule die allgemeine Studienberatung
- der Beauftragte für Studierende mit Beeinträchtigungen
- die Sozialberatung
- die Psychologische Beratung des Studentenwerks
- die Behindertenreferate der studentischen Selbstverwaltung (z. B. AStA).

Dort sollte man einen Termin für ein Beratungsgespräch vereinbaren und dafür nach Möglichkeit eine Bezugsperson mitnehmen (Eltern, Freunde, Therapeuten etc.). Hilfreiche Maßnahmen für die bestehenden Schwierigkeiten kann man schon im Vorfeld in Ruhe überlegen und für den Termin aufschreiben.

Hilfreich können z. B. folgende Maßnahmen sein:

- Fachspezifische Coaches aus höheren Semestern oder Assistenten der Uni, die für Fragen oder andere Anliegen als Ansprechpartner zur Verfügung stehen; optimal wäre ein kontinuierlicher persönlicher Tutor über die gesamte Studienzeit hinweg
- Zeitzuschläge für schriftliche und mündliche Prüfungen, um detailfokussiertem Denken und Schwierigkeiten in der Motorik gerecht zu werden
- Spezielle Erläuterungen für die Aufgabenstellungen, falls diese nicht verstanden werden; wichtig sind konkrete, eindeutige Arbeitsanweisungen ohne Ironie, ohne mehrdeutige Formulierungen oder Redewendungen
- Separater, ggf. abgedunkelter ruhiger Raum für Prüfungen
- Nutzung eines Laptops statt handschriftlicher Aufzeichnungen
- Mündliche statt schriftliche (oder umgekehrt) Prüfungen entsprechend der individuellen Schwierigkeiten und Neigungen
- Einzel- statt Gruppenarbeit
- Gute Vorbereitung und ggf. Modifikation von Praktika
- Ruhige Rückzugsmöglichkeiten für Pausen und Freistunden, möglichst mit Liegemöglichkeit (Matratze etc.)
- Spezielle Maßnahmen bei Filterschwäche im Rahmen der Wahrnehmungsbesonderheiten (spezielle Kopfhörer mit Geräuschunterdrückung, eigene Mikrofonanlage, Diktiergerät zum Aufzeichnen der Vorlesungen etc.)
- Wichtige Informationen schriftlich geben, Vortragsfolien oder Skripte zur Verfügung stellen, Mitschnitte der Vorlesungen ermöglichen etc.
- Studiendauer bei Bedarf verlängern, Studium in Teilzeit ermöglichen etc.

- Wegbeschreibungen in schriftlicher Form, Karten oder andere Hilfen zum leichteren Auffinden der Räumlichkeiten zur Verfügung stellen
- Bei ohnehin vorgesehenen Renovierungsmaßnahmen: Gebäude im Hinblick auf eine gute Akustik, dimmbare Beleuchtung, visuelle Klarheit, gute Ausschilderung, mehr private und abgetrennte Arbeitsbereiche etc. anpassen
- In Studienfächern, die mit einem »Staatsexamen« abschließen (z. B. medizinische Studiengänge etc.), ist es manchmal sinnvoller, statt eines regulären Nachteilsausgleichs lieber »inoffizielle« fachspezifische Hilfen wie Unterstützung durch Kommilitonen etc. (s. o.) in Anspruch zu nehmen. Bei einem »offiziellen« Nachteilsausgleich wird oft eine amtsärztliche Bestätigung über die Eignung für den jeweiligen Beruf verlangt.

Einige dieser Maßnahmen kosten vergleichsweise wenig; vielfach können sie auch für andere Studenten hilfreich sein und das öffentliche Image einer Universität verbessern.

Studienbegleiter als Integrationshelfer

Auch im Studium ist eine Integrationskraft möglich, die den Betroffenen auf ganz unterschiedlichen Gebieten unterstützen kann:

- bei der Organisation der Studieninhalte, dem Einhalten wichtiger Fristen, bei administrativen Angelegenheiten etc.
- beim Knüpfen von Kontakten zu den Kommilitonen
- auf psychosozialem Gebiet, z. B. Unterstützung der Aufmerksamkeit des Studenten in der Vorlesung, Hilfe beim Erkennen der Belastungsgrenzen etc.

Umgang mit dem autistischen Kommilitonen

Nicht selten fragen sich auch die anderen, welches Verhalten sinnvoll ist, wie man gut mit einem autistischen Menschen, einem autistischen Kommilitonen oder als Dozent mit dem autistischen Studenten umgehen kann.

Hilfreich sind meist folgende Maßnahmen:

- Man muss sich verdeutlichen, dass auch jemand, der intelligent ist, manchmal Hilfe bei ganz einfachen Anforderungen des Alltags braucht.
- Man sollte gezielt nachfragen, wenn man ein Verhalten nicht verstehen kann, und sich klar machen, dass kein böser Wille dahintersteckt, sondern meist Missverständnisse und Verständigungsprobleme.
- Man sollte die Probleme des betroffenen Menschen ernst nehmen und nicht versuchen, sie zu relativieren (»das kenne ich auch ...«). Das ist sicher in der Regel gut gemeint, weil man vermeintliche Gemeinsamkeiten beschreiben möchte, aber es ist eben keine gemeinsame Erlebniswelt, die man deshalb auch nicht teilen kann. Der betroffene Mensch wird stattdessen bei diesen Worten stets das Gefühl haben, dass man sein Leid abwertet und nicht ernst nimmt.
- Man sollte sich ganz selbstverständlich auf den betroffenen Menschen einlassen. Viele autistische Menschen sind ausgesprochen liebe, hilfsbereite Zeitgenossen, die eine sehr angenehme Gesellschaft bedeuten können.
- Ein für alle Beteiligten angenehmer Kontakt beruht meist auf Gegenseitigkeit. Autistische Menschen haben durchaus die Möglichkeit, anderen einiges zu geben (vielleicht Unterstützung, etwa in fachlicher Hinsicht). Im Gegenzug kann man sie vielleicht bei den Anforderungen unterstützen, die sie überfordern (z. B. bei organisatorischen Maßnahmen).
- Am Wichtigsten sind wohlwollende und liebe Menschen, die die Betroffenen so nehmen, wie sie sind, und die ihnen helfen, realistische Perspektiven zu entwickeln.

Arbeit und Beruf

»Ich liebe meine Arbeit sehr, den festen Tagesablauf, der sich daraus ergibt, und auch den Kontakt zu anderen Menschen, den ich sonst wohl in vielen Fällen nicht aufrechterhalten könnte. Auch freue ich mich über die Anerkennung, wenn ich eine Tätigkeit gut erledigt habe. Und nun, nach über 20-jähriger Berufstätigkeit, ist mein Leben doch ein ganzes Stück ruhiger und entspannter geworden. Es ist natürlich nicht immer leicht, aber ich weiß jetzt, was gut für mich ist und was ich andererseits nicht leisten kann, und ich kann mich daran orientieren.

Für einige Zeit arbeitete ich in einer Hausarztpraxis. Diese Arbeit, in der ich mich in schneller Folge auf immer andere Menschen einstellen musste, überforderte mich jedoch. Und da ich meinen Tag sehr eng strukturiere und großen Wert lege auf eine exakte zeitliche Planung, bekam ich dort noch weitere Schwierigkeiten. Wenn die Patienten zu einem vorher vereinbarten Zeitpunkt ein bisschen zu spät kamen, habe ich sie immer wieder nach Hause geschickt, da der Termin meiner Ansicht nach dann bereits abgelaufen war. So gab es natürlich häufig Schwierigkeiten mit meinen Vorgesetzten, obwohl ich mir wirklich große Mühe gab. Heute kann ich diese und ähnliche Missverständnisse analysieren und hätte auch Lösungen dafür gefunden. Man hätte beispielsweise die Arzthelferinnen in der Praxis bitten können, sich zunächst um diese Patienten zu kümmern, damit sie nicht gleich an mich geraten und von mir wieder weggeschickt worden wären. Das wäre recht unproblematisch möglich gewesen, aber dazu hätte man eben erkennen müssen, wodurch mein Verhalten ausgelöst wurde. Insgesamt war nicht die fachliche Arbeit das Problem, die konnte ich sehr gut erledigen. Vielmehr stellten mich die Bedürfnisse der Patienten, die ich nicht immer erkennen konnte, das in einer Arztpraxis geforderte enge soziale Miteinander und der massive Zeitdruck vor häufig unlösbare Herausforderungen.

Inzwischen konnte ich glücklicherweise einen passenderen Bereich für mich finden. Ich arbeite nun in einer psychiatrischen Fachklinik. Da passe ich hin, denke ich mir manchmal, dort stimmen die Rahmenbedingungen, und das ist für mich sehr wichtig, um gute Arbeit leisten zu können. Ich bin wirklich sehr glücklich über meine berufliche Situation und sehr dankbar für die Möglichkeiten, die ich inzwischen habe.

Wichtig ist auch bei der Arbeit die Offenheit im Hinblick auf die eigenen Besonderheiten, denn nur so ist es möglich, Sonderregelungen zu schaffen. Ich darf sehr früh am Morgen mit der Arbeit beginnen, dadurch kann ich den Stress umgehen, den es für mich bedeuten würde, im Berufsverkehr unterwegs sein zu müssen. Außerdem ist es dann auch auf der Station noch ruhig. So kann ich mich ganz auf meine Tätigkeit konzentrieren und werde nicht durch andere Dinge abgelenkt.

Durch die passenden Rahmenbedingungen kann ich gut in meinem erlernten Beruf, der noch immer mein Traumberuf ist, arbeiten. Manchmal ist es aber notwendig, die Arbeitsbedingungen wieder neu anzupassen, dann ist es gut, feste Ansprechpartner zu haben, an die ich mich wenden kann, die mich verstehen und unterstützen.

Kontakt zu den Kollegen

Schwierig ist manchmal der Kontakt zu den Kollegen, vor allem dann, wenn dabei nicht nur Arbeitsinhalte ausgetauscht werden sollen, sondern auch private Aspekte zur Sprache kommen. Anfangs war mir gar nicht klar, in welcher Intensität sich fachliche und private Gesprächsinhalte vermischen würden. Für mich wäre eine klare Trennung einfacher, aber das ist ja nicht wirklich umzusetzen.

Inzwischen aber freue ich mich, zwischendurch netten Kollegen in der Klinik zu begegnen. Man kennt sich durch viele gemeinsame Jahre mittlerweile recht gut und kann sich gegenseitig einschätzen. Natürlich war es dafür sehr hilfreich, den Mitarbeitern von meinen Auffälligkeiten zu berichten. Vieles, was vorher eher als negative Charaktereigenschaft auffiel, wenn ich etwa kleinlich über Verspätungen der Kollegen schimpfte, wird nun erklärbar, in diesem Fall durch mein exaktes und wörtliches Zeitverständnis. Eine für halb neun angesetzte Besprechung sollte in meinen Augen dann auch beginnen, und lange war mir nicht klar, weshalb es hier eine gewisse Toleranz geben sollte, dann hätte man ja auch als Beginn etwa 8.40 Uhr wählen können. Inzwischen aber merken die Kollegen, dass ich es niemals böse meine, sondern im Gegenteil ein hilfsbereiter und lieber Mensch bin.

Es ist mir wichtig, dies meinem Umfeld vermitteln zu können. Durch diese Offenheit hat sich für mich vieles verbessert.

Nun verstehen die anderen auch, weshalb ich versuche, Besprechungen oder andere gemeinsame Aktivitäten möglichst zu vermeiden. Das soziale Miteinander und der Austausch über Inhalte, die mir vorher nicht bekannt sind, überfordern mich massiv. Manchmal muss ich mich dann schützen und in diesen Momenten lieber bei der Arbeit bleiben, wo ich mich auskenne und inzwischen eine gute Routine entwickelt habe. Das bedeutet für mich meist mehr Erholung als eine gemeinsame Mittagspause oder gar längere Aktivitäten wie Betriebsausflüge.

Sehr viel gelernt habe ich im Hinblick auf Gruppensituationen durch meine psychotherapeutische Weiterbildung. Ich musste an einer Selbsterfahrungsgruppe teilnehmen, was ich mir anfangs kaum vorstellen konnte. Aber die Kollegen waren wirklich sehr nett und hilfsbereit und gingen ganz selbstverständlich auf mich zu, nachdem ich ihnen von meinen Schwierigkeiten bei persönlichen Kontakten berichtet hatte. Das alles war für mich mit sehr viel Aufregung verbunden, aber ich musste teilnehmen, weil dies eine Voraussetzung war für den erfolgreichen Abschluss der Weiterbildung. Schließlich aber konnte ich von der Zusammenarbeit mit diesen lieben, geduldigen Menschen sehr profitieren und die Erfahrung machen, dass eine Gruppensituation auch für mich zu bewältigen ist und schließlich sogar angenehm sein kann.

Motivation und Interesse

Wenn ein autistischer Mensch das eigene Interessengebiet zum Beruf machen kann, zeigt er oft eine Motivation für die Tätigkeit, die die Kollegen auch nicht ansatzweise erreichen können. Es ist also sinnvoll, eine Tätigkeit im Wunschberuf zu finden.

Während meines Studiums habe ich immer gearbeitet. Allen drei Kindern ein Studium zu finanzieren, wäre meinen Eltern nicht möglich gewesen – also musste ich Geld verdienen. Oder besser gesagt: Ich durfte und konnte arbeiten, denn während der Tätigkeit in einer chirurgischen Ambulanz habe ich sehr vieles gelernt, was mir später sehr zugutekam, und ich durfte auch viele praktische Arbeiten selbst erledigen. Diese Zeit habe ich sehr genossen; die Arbeit war keine lästige Pflicht, sondern das Best, was mir passieren konnte. Ich liebte das exakte Befunden von Röntgenbildern, auf denen ich manchmal kleine Veränderungen sah, die den anderen gar nicht auffielen. Ich genoss es, kleinere Wunden zu nähen; dabei ging ich so behutsam und exakt vor, dass es manchmal richtige kleine Kunstwerke wurden. Nur ein perfektes Ergebnis stellte mich zufrieden, und die Patienten widersprachen mir nicht, insbesondere dann nicht, wenn es sich um Wunden im Gesichtsbereich oder an den Händen handelte, die optisch und funktionell besonders hohe Ansprüche stellten. Ich hatte genug Zeit dafür und konnte langsam und behutsam vorgehen. Auch liebte ich es, Gipsverbände anzufertigen, die ich so lange modellierte, bis sie ganz glatt waren, keinerlei Druckstellen aufwiesen und auch optisch so waren, dass sie meinen Ansprüchen genügten.

Das alles waren Tätigkeiten, die meinen Fähigkeiten entsprachen und die mir viel Freude machten, und die Anerkennung, die ich erhielt, motivierte mich, das Studium auch in schwierigen Momenten durchzuziehen.

Produktivität als Maßstab?

Viele autistische Menschen brauchen länger für eine Aufgabe, ohne dass dies etwas über ihren »Wert« für die Gesellschaft aussagte. Und jenseits von Schnelligkeit und Leistung gibt es noch viele weitere wichtige Eigenschaften, etwa Kreativität, Freundlichkeit, Hilfsbereitschaft, Engagement etc., die genauso wesentlich sein können für den Erfolg. Auch kann ja nur eine einzige grandiose Idee sinnvoller sein als unzählige nur mittelmäßige Einfälle.

Jeder hat seinen Wert, nicht durch seine Leistung und Effizienz, sondern allein aufgrund seiner Persönlichkeit. Und das muss auch so bleiben – auch in unserer Leistungsgesellschaft! Jeder Mensch, auch jeder autistische Mensch, besitzt ganz individuelle Kompetenzen und Eigenheiten und kann mit diesen persönlichen Facetten ein Unternehmen bereichern. Das bedeutet eine Vielzahl neuer Erfahrungen und Chancen für Arbeitgeber wie Mitarbeiter.

Strategien, Wege und mögliche Lösungen

Arbeit und Beruf – Fähigkeiten und Ressourcen autistischer Menschen

Menschen mit Autismus haben viele Stärken, die sie einem Arbeitgeber zur Verfügung stellen können:

- Sie arbeiten gern regelorientiert, exakt und genau.
- Sie sind ehrlich, loyal und vorurteilsfrei anderen Menschen gegenüber.
- Sie haben oft ein sehr logisches Denkvermögen.
- Sie können sich lange und intensiv auf die Dinge konzentrieren, die sie interessieren.
- Sie sind hartnäckig und wollen eine Aufgabe, die sie begonnen haben, auch bis zum Ende durchziehen.
- Sie entwickeln oft unkonventionelle Problemlösestrategien, haben neue Ideen und Impulse.
- Oft zeigen sie eine große Arbeitsmotivation.

- Weil sie ihre Wahrnehmung auf isolierte Details richten, entdecken sie mitunter kleine Fehler, die anderen Menschen gar nicht auffallen.

Arbeit und Beruf – Schwierigkeiten autistischer Menschen

Auf der anderen Seite aber gibt es auch spezifische Problematiken, für die man Lösungen finden muss:

- Menschen mit Autismus verstehen ungenaue Arbeitsanweisungen oft nicht richtig und handeln dann nicht so, wie man es von ihnen erwarten würde.
- Sie verlieren sich manchmal in Details und erkennen den Zusammenhang nicht.
- Oft fallen das Festlegen von Prioritäten und die konkrete Handlungsplanung schwer.
- Unerwartete Veränderungen der Arbeitsabläufe bedeuten eine große Herausforderung.
- Häufig sind Auffälligkeiten in der Kommunikation und der Interaktion mit anderen Menschen. Das bedeutet aber nicht, dass die Betroffenen generell nicht in der Lage wären, in einem Team mitzuarbeiten. Ein Team mit festen Strukturen und ganz konkrete Hilfen können ihnen sehr dabei helfen, ihr Potenzial zu entfalten.

Arbeit und Beruf – was ist hilfreich?

Für jeden Menschen ist es wichtig, eine Arbeit zu haben, sie wirkt sich positiv aus auf Selbstbewusstsein, Einkommen und gesellschaftliche Teilhabe. Dies gilt auch für Menschen mit Autismus. Viele von ihnen sind jedoch trotz oft guter fachlicher Qualifikationen von Arbeitslosigkeit betroffen, da es nicht gelingt, passende Strukturen zu schaffen.

Oft sind dafür jedoch nur geringe Anpassungen notwendig. Das können organisatorische Maßnahmen, die behinderungsgerechte Ausstattung des Arbeitsplatzes mit Hilfsmitteln und Arbeitshilfen oder die Gestaltung des Arbeitsumfelds sein. Unternehmen können selbst viel tun und erhalten dabei beratende und finanzielle Unterstützung. Das Sozialgesetzbuch Neuntes Buch (SGB IX) sieht eine Reihe von Förderleistungen vor, die in einzelnen Leistungsgesetzen der Kostenträger konkretisiert sind.

Folgende Maßnahmen können hilfreich sein:

- Eine gute Einarbeitung, die bei autistischen Menschen manchmal länger dauert als bei anderen, dafür können sie dann aber meist sehr zuverlässig die Tätigkeiten erledigen
- Ein schriftlicher Tages- bzw. Wochenplan: Notwendig ist eine ausreichende Struktur im Arbeitsalltag; die zeitlichen und inhaltlichen Vorgaben sollten transparent und festgelegt (und möglichst auch visualisiert) sein
- Arbeitsabläufe ohne zu viel Multitasking und Unterbrechungen (etwa durch Telefonate)
- Verzicht auf unnötige Veränderungen; unvermeidbare Veränderungen sollten rechtzeitig angekündigt werden
- Ein ruhiger Rückzugsort für die Pausen, um eine ausreichende Erholung zu ermöglichen. Es ist sinnvoll, auf den individuellen Pausenbedarf flexibel zu reagieren.
- Reizarmer Arbeitsplatz: Hilfsmittel wie Trennwände, Ohrenstöpsel oder Kopfhörer (z.B. Noise-Cancelling-Kopfhörer), schallschluckende Teppiche etc. können nützlich sein, besser ist jedoch meist ein separates Arbeitszimmer mit der Möglichkeit, Fenster und Türen zu schließen, um die Lärmbelastung möglichst gering zu halten
- Konstante, wohlwollende Bezugspersonen als erste Ansprechpartner bei Anliegen oder Fragen aller Art
- Klar, deutlich und eindeutig formulierte Anweisungen und Ansagen, ggf. auch in schriftlicher Form; generell ist eine eindeutige Kommunikation auch am Arbeitsplatz wichtig. Mehrere aufeinander aufbauende Arbeitsschritte sollten möglichst schriftlich fixiert werden
- Die Möglichkeit, die Arbeit teilweise im Homeoffice zu leisten und eher schriftlich statt telefonisch zu kommunizieren
- Eine Beratung der Kollegen und Vorgesetzten (z.B. durch Fachleute), um Vorurteile abzubauen und sie dabei anzuleiten, wie sie gut mit dem autistischen Mitarbeiter umgehen können

- Eine kontinuierliche Begleitung am Arbeitsplatz für alle Beteiligten (also für den autistischen Menschen wie auch für Mitarbeiter und Arbeitgeber), etwa in Form eines Job-Coachings oder durch einen Arbeitsassistenten als Integrationshelfer, um Schwierigkeiten frühzeitig miteinander besprechen und gemeinsame Lösungen finden zu können.

Um die Situation für Menschen mit Autismus im Hinblick auf eine Teilhabe am Arbeitsmarkt zu verbessern, braucht es die Aufklärung am Arbeitsplatz über Autismus-Spektrum-Störungen und die Sensibilisierung von Führungskräften und Mitarbeitern. Potenzielle Arbeitgeber sollten es ruhig einmal versuchen und einen autistischen Mitarbeiter einstellen. Meist kann man sich erst dann etwas darunter vorstellen, wenn »der Autismus ein Gesicht bekommt«, wenn man also ganz konkrete Erfahrungen sammeln kann. Dann funktioniert das oft viel besser, als man vermutet hätte.

Häufige Auffälligkeiten im Erwachsenenalter

»Im Vergleich zu früheren Jahren hat sich durch glückliche Umstände, durch die lange effiziente therapeutische Begleitung und durch meine stabile Arbeitssituation sehr vieles für mich verbessert. Trotzdem gibt es aber auch heute noch zahlreiche Auffälligkeiten.

Nach wie vor habe ich Probleme mit der nonverbalen Kommunikation, insbesondere der Blickkontakt ist mir kaum möglich. Ich kann immer mal wieder zwischendurch für kurze Zeit andere Menschen ansehen, aber ich muss mich dann ganz darauf konzentrieren und bekomme nicht mit, was mein Gegenüber in dieser Zeit sagt. Also entscheide ich mich in der Regel für das Zuhören, weil das meist wichtiger ist.

Aber durch den fehlenden Blickkontakt entgeht mir natürlich einiges, das andere Menschen ganz selbstverständlich nebenher aufnehmen. Am Gesichtsausdruck die Gedanken und Gefühle meines Gesprächspartners abzulesen, ist mir nicht möglich. So kann ich beispielsweise bei der Arbeit das Befinden meiner Patienten nicht intuitiv erkennen, sondern muss sie gezielt danach fragen. Ich finde es wichtig, mir passende Strategien für meine Schwierigkeiten zu überlegen, damit ich gut leben und auch gut arbeiten kann.

Im Hinblick auf Gefühle habe ich durch meine langjährige Psychotherapie vieles gelernt, aber auch heute noch ist es für mich oft schwer, die Gefühle anderer Menschen allein aufgrund ihrer Körpersprache zu erkennen oder auch meine eigenen Emotionen wahrzunehmen. Besonders problematisch sind für mich Ärger und Wut, die ich bei mir selbst eher als Traurigkeit wahrnehme. Es ist mir sehr wichtig, mich im Hinblick auf die Gefühlswelt mit meiner Therapeutin austauschen und dadurch verbessern zu können. Das häufige Üben mit ihr hilft mir sehr. Und wenn andere Menschen von ihrem Erlebten berichten, mir also gezielt mitteilen, was mit ihnen los ist, dann kann ich sehr wohl mit ihnen mitfühlen.

Meine Mimik, Gestik und Körpersprache zur Gestaltung der sozialen Interaktion sind vermindert, dadurch wirke ich manchmal gefühllos, desinteressiert, abwesend oder auch abweisend, was mir sehr leidtut und was keinesfalls beabsichtigt ist. Und auch beim Laufen ist das »Mitschwingen« meines Körpers reduziert. Immer wieder einmal werde ich gefragt, warum ich »so merkwürdig laufe«, aber das kann ich nicht beantworten – ich laufe halt so, anders kann ich es nicht. Und auch sonst ist meine Motorik beeinträchtigt. Ich habe inzwischen Möglichkeiten gefunden, wie ich in Bewegung bleiben kann, ohne mich zu überfordern. Nordic Walking ist meine Sportart, ich liebe es, draußen in der Natur unterwegs zu sein und die frische Luft zu spüren. Vor allem an anstrengenden Tagen komme ich dadurch auch gut zur Ruhe. Mittlerweile habe ich gelernt, dass viele andere Sportarten für mich einfach nicht möglich sind, und heute ist das auch in Ordnung so.

Was die verbale Kommunikation betrifft, so gelingt es mir auch heute noch oft schlecht, Äußerungen oder Anforderungen zu verstehen, die nicht ganz eindeutig formuliert sind. Sprichwörter und Redewendungen sind für mich nach wie vor oft mit Rätselraten verbunden. Ich habe zwar inzwischen viele dieser Formulierungen aus dem Internet herausgesucht und schlicht auswendig gelernt, aber manchmal ist es schwer zu entscheiden, was in der jeweiligen Situation genau gemeint ist, ob es sich um eine Redewendung handelt oder das Gesagte wörtlich genommen werden sollte.

Und manchmal meldet man mir auch zurück, dass ich mit einer ziemlich monotonen Stimme und wenig Betonung spreche, was mir selbst nicht auffällt. Ich bin dankbar für solche Rückmeldungen und übe oft, um mich auf diesem Gebiet zu verbessern, denn gerade für meine Vorträge erscheint mir das wichtig.

Noch immer sind die Schwierigkeiten im Hinblick auf den Kontakt zu anderen Menschen das Symptom, das mich wohl am meisten einschränkt und ganz sicher am meisten belastet. Es gelingt mir kaum,

Menschen auszuwählen, die zu mir passen könnten, dann auf sie zuzugehen, ein Gespräch mit ihnen zu initiieren und auch in Gang zu halten. Ich bin durchaus an anderen Leuten interessiert, aber diese Problematik ist für mich kaum zu überwinden. Deshalb habe ich bis heute kaum Freunde und sehe das als eine ganz große Einschränkung meiner Lebenszufriedenheit. Wenn es doch mal zu einem Kontakt mit anderen Menschen kommt, so bereitet mir dieser nicht selten bereits im Vorfeld so viel Angst, dass ich das eigentliche Zusammensein gar nicht recht genießen kann. Viele andere Lebensbereiche habe ich inzwischen recht gut für mich lösen können, das Gebiet der Freundschaft gehört nicht dazu. Noch habe ich meine Eltern, die diese Funktion in meinem Leben einnehmen, aber ich habe große Angst davor, später einmal ganz allein zu sein.

Und da ich eben nur wenig Kontakt zu anderen Menschen habe, fällt es mir auch schwer, mich mit anderen abzustimmen, wenn etwas gemeinsam überlegt werden sollte. Meist treffe ich meine Entscheidungen allein, ohne mich von den Gefühlen oder Argumenten der anderen beeinflussen zu lassen, und inzwischen weiß ich, dass das mein Umfeld manchmal doch vor den Kopf stößt, weil man gern mit mir zusammen die für mich geeigneten Lösungen erarbeitet hätte, ich mich aber bereits für eine Option entschieden und dabei wesentliche Aspekte außer Acht gelassen habe. Beispiele dafür waren meine Praktika während des Studiums, als ich sehr depressiv war und eigentlich lieber in der bekannten Umgebung hätte bleiben sollen. Ich aber hatte mir ein Praktikum in Afrika und eines an der Ostsee in den Kopf gesetzt und war davon nicht abzubringen, hatte auch bereits alles organisiert, als ich meiner Therapeutin davon erzählte. Das war eine brutal anstrengende Zeit, wenngleich ich insbesondere von dem Aufenthalt in einer anderen Kultur natürlich auch sehr profitieren konnte. Meine Therapeutin besprach im Nachhinein einige dieser Situationen mit mir; heute weiß ich, dass sie mich gern vor diesen nicht so ganz glücklichen Entscheidungen bewahrt oder zumindest die Vorgehensweise mit mir überlegt hätte, um es mir ein bisschen einfacher zu machen. Ich aber hatte keine

Erfahrung damit, erst einmal Argumente auszutauschen und schließlich zu einer gemeinsamen Lösung zu kommen, und es war mir nicht klar, welche Gefühle solche Situationen bei anderen Menschen hervorriefen. Es war sehr wichtig für mich, dass wir diese Erfahrungen später miteinander besprochen haben, ich habe viel gelernt dadurch.

Ich telefoniere außerdem nicht gern und kann das auch nicht gut, es fällt mir oft schwer zu entscheiden, wann ich an der Reihe bin und etwas sagen sollte, ohne dem Gegenüber ins Wort zu fallen, oder auch den Zeitpunkt zu erkennen, wann ein Telefonat beendet werden sollte. Meist muss mein Gesprächspartner den aktiven Part übernehmen und die Dauer des Telefonkontakts bestimmen. Ich habe Glück, vieles kann man inzwischen ja auch auf schriftlichem Weg erledigen, sodass ich privat nicht häufig telefonieren muss. Eine Flatrate ist für mich eigentlich reine Geldverschwendung.

Ein bisschen leichter fällt mir das Telefonieren im beruflichen Kontext. Hier habe ich ein konkretes Anliegen, das ich mit meinem Gegenüber besprechen kann, das ist einfacher. Aber auch bei der Arbeit versuche ich, Telefonate so weit wie möglich durch andere Formen der Kontaktaufnahme zu ersetzen, was meist auch ganz gut funktioniert.

Auch mein Vorstellungsvermögen ist nach wie vor eingeschränkt. Fantasie- oder Rollenspiele mit anderen Menschen, beispielsweise mit meinen kleinen Nichten, stellen mich vor große Hürden, ebenso Spiele, die ein »So-tun-als-Ob«-Verhalten beinhalten. Es fällt mir schwer, mir fiktive Situationen vorzustellen und diese nachzuspielen oder mit meiner Psychotherapeutin zu besprechen. Und auch meine Abneigung für Romane, Filme oder Theaterstücke hält sich bis heute, weil ich sie nicht im Zusammenhang verstehen kann. Heute ist es kein großes Problem mehr, dies zu vermeiden, in der Schule aber war das schwierig und zeigte mir nahezu täglich meine Grenzen auf. Auch deshalb ist mein Leben heute deutlich ruhiger und einfacher geworden, wenngleich es die Schwierigkeiten nach wie vor gibt.

Ich bin sehr geräuschempfindlich, vor allem aber die Kombination unterschiedlicher Sinneseindrücke in hoher Intensität, etwa in großen

Einkaufszentren, ist für mich unangenehm und stresst mich sehr. Ebenso problematisch sind taktile Reize, also leichte Berührungen, Umarmungen oder auch nur der Bügel einer Sonnenbrille. Und während mir kleine Einzelheiten meist sofort auffallen, kann ich Zusammenhänge nicht immer wahrnehmen.

Veränderungen bedeuten viel Stress für mich. Am liebsten ist es mir daher auch heute noch, wenn alles, was mir wichtig ist, konstant bleibt, wenngleich ich natürlich weiß, dass das Leben so nicht funktioniert. Aber ich muss doch dafür sorgen, vor allem in anstrengenden und schwierigen Zeiten möglichst viele Konstanten in mein Leben einzubauen, um zurechtzukommen.

Auch heute noch plane ich meinen Tagesablauf deshalb sehr genau, obwohl ich natürlich weiß, dass es dadurch immer wieder einmal auch zu Konflikten kommt. Und ob ich die vielen notwendigen Kompromisse eingehen könnte, um mit einem Partner zusammenzuleben, weiß ich nicht.

Strategien, Wege und mögliche Lösungen

Mögliche Auffälligkeiten bei Erwachsenen

Einerseits werden aus autistischen Kindern und Jugendlichen schließlich auch Erwachsene, bei denen sich die autistische Symptomatik noch immer – in der Regel aber verändert – zeigt. Außerdem stellen sich aber auch zahlreiche Betroffene erst als Erwachsene zur Diagnostik vor. Das stellt Diagnostiker immer wieder vor Herausforderungen, da keine standardisierten Diagnoseinstrumente für diesen Personenkreis vorliegen, die Symptomatik gerade im Erwachsenenalter äußerst variabel ist und sich auch beim weiblichen Geschlecht noch einmal deutlich von den Männern unterscheiden kann.

Nachfolgend sollen deshalb ein paar typische Auffälligkeiten und mögliche Fragen vorgestellt werden, die eine erste Einschätzung erlauben können:

- Fühlen Sie sich in vielen sozialen Situationen und Interaktionen unsicher, insbesondere in Gruppen? Planen Sie manchmal den Ablauf von Gesprächen bereits im Vorfeld, um ein bisschen Sicherheit zu haben? Fällt es Ihnen schwer, intuitiv zu entscheiden, wie Sie ein Gespräch beginnen, in Gang halten und schließlich auch beenden sollen?
- Gelingt es Ihnen nur schlecht, sich vorzustellen, was andere Menschen denken oder fühlen oder warum sie über einen Witz lachen müssen?
- Gibt es öfter Missverständnisse mit anderen Menschen, weil Sie eine Äußerung wörtlich und damit anders verstehen, als sie eigentlich gemeint ist?
- Bekommen Sie manchmal die Rückmeldung, dass das, was Sie gesagt oder getan haben, unhöflich gewesen sei, Sie selbst das aber nicht gemerkt haben?
- Fällt es Ihnen schwer, neue Leute kennenzulernen, enge Freundschaften zu knüpfen und diese dann auch zu halten?
- Berichten Ihre Eltern Ihnen manchmal von früheren Auffälligkeiten in Ihrem Spielverhalten (haben Sie z. B. das Spielzeug lieber geordnet, als damit zu spielen? Haben Sie anders damit gespielt, als das üblicherweise der Fall ist)?
- Wenn Sie sich an Ihre Schulzeit/Ausbildung zurückerinnern, gab es damals Probleme? Fiel es Ihnen etwa schwer, mit den Mitschülern oder Lehrern in Kontakt zu kommen? Wurden Sie geärgert? Waren Sie Außenseiter?
- Fällt es Ihnen schwer, Arbeitsstellen zu finden und auch zu behalten, an denen Sie sich wohlfühlen und wo Sie Ihre Kenntnisse und Fähigkeiten einbringen können?
- Haben Sie besondere Interessen, mit denen Sie sich über lange Zeit häufig und ungewöhnlich intensiv beschäftigen (oder gab es früher solche Interessen)?
- Sind Sie beunruhigt, wenn sich etwas verändert oder wenn etwas Unerwartetes geschieht? Planen Sie Ihren Tagesablauf und Ihre Unternehmungen schon im Voraus detailliert, weil Sie merken, dass Ihnen das hilft? Bevorzugen Sie, Dinge immer auf dieselbe Art und Weise zu tun?

- Fällt es Ihnen schwer, ein angemessenes Gesprächsthema mit anderen Menschen zu finden? Möchten Sie eher Sachinformationen austauschen, während die anderen den Kontakt eher deshalb zu suchen scheinen, weil er ihnen Spaß macht? Fällt Ihnen Small Talk schwer?
- Wirken Sie pedantisch, übergenau oder perfektionistisch?
- Bemerkt Ihr Umfeld Auffälligkeiten in der Sprache (ungewöhnliche Sprachmelodie oder Tonlage, »monotone« Sprache, unangemessene Lautstärke, auffällige Gesprächspausen, Selbstgespräche etc.)?
- Fällt es Ihnen schwer, Augenkontakt zu halten? Fällt Ihrer Umgebung auf, dass Sie nur wenig Gestik und Körpersprache zeigen und man Ihnen Ihr Befinden nur schlecht ansehen kann?
- Sind Routinen und Rituale für Sie wichtig (im Verlauf des Tages, beim Zubettgehen etc.)?
- Haben Sie Auffälligkeiten in Ihrer Wahrnehmung (Über- oder Unterempfindlichkeit im Hinblick auf Geräusche, Berührungen, Gerüche, Geschmack, visuelle Wahrnehmung, Schmerz- und Temperaturempfinden)? Hören Sie z. B. manchmal leise Geräusche, die anderen Menschen nicht auffallen, oder bemerken Sie Details, die andere nicht mitbekommen?
- Haben Sie das Gefühl, dass Ihre Auffälligkeiten Sie im Alltag beeinträchtigen? Bemerken Sie Einschränkungen in irgendeiner Weise? Leiden Sie darunter?

Falls der Patient oder Gesprächspartner auf die meisten dieser Fragen, und insbesondere auf die Frage nach dem Leidensdruck, mit »Ja« antwortet, sollte man, wenn andere Ursachen ausscheiden, auch an das Vorliegen einer Autismus-Spektrum-Störung denken. Häufig sind es insbesondere Schwierigkeiten bei Kontakten am Arbeitsplatz, beim Knüpfen von Freundschaften sowie Wahrnehmungsbesonderheiten, die bei erwachsenen autistischen Menschen einen Leidensdruck verursachen und dazu führen, eine Diagnose einzuholen und therapeutische Maßnahmen zu überlegen.

Freundschaft und Partnerschaft – »Das wäre mein größtes Glück«

»Früher gab es so viele Fragezeichen in meinem Leben, was die ganz konkrete Lebensführung betraf – da war für andere Menschen kaum Platz gewesen. Nun, als Erwachsene, habe ich vieles gelernt, konnte mir manches aneignen, das lange unmöglich schien, und vor allem hatte ich das Glück, in den entscheidenden Momenten an die richtigen Menschen geraten zu sein. Ich bin unendlich dankbar dafür, denn ich weiß, dass das nicht selbstverständlich ist. An den entscheidenden Stellen meines Lebens hätte sich mit etwas weniger Glück vieles auch in eine andere Richtung entwickeln können.

Und trotzdem: Etwas fehlt. »Eine gute Freundin, das wäre mein größtes Glück«, so empfinde ich es schon lange, und dieser Satz gilt nach wie vor. Jemand, der einfach ab und zu da ist, der mich versteht und sich über mich und die Gesellschaft mit mir freut. Ein Mensch, mit dem ich spazieren gehen, etwas unternehmen oder auch einfach mal einen Kaffee trinken kann. Das Alleinsein ist durchaus auch angenehm, es schenkt Freiheit, das fällt mir vor allem im Urlaub auf, wenn ich es genieße, den Tag so gestalten zu können, wie es gut für mich ist. Aber es macht eben auch einsam.

In Zeiten, in denen es mir gut geht, nehme ich meinen Mut zusammen und versuche ab und zu, Menschen kennenzulernen. Ich besuche Veranstaltungen oder melde mich für kleinere Aktivitäten an, die mich interessieren und nicht überfordern. Aber es fällt mir bereits schwer zu entscheiden, wer für eine Freundschaft infrage käme. Es gibt ja so unzählig viele Menschen – wer könnte wohl zu mir passen? Es gelingt mir nicht, auf den ersten Blick zu erkennen, wer es gut mit mir meint und wer nicht. Das macht es natürlich schwierig. Und da ich ja nicht viele Möglichkeiten habe, befürchte ich manchmal, mir nicht unzählige »Fehlschüsse« erlauben zu können.

Ein weiteres Problem stellt das Herstellen von Kontakten dar. Es bräuchte jemanden, der auf mich zukäme, der die Initiative selbst übernähme und mich anspräche, aber dazu müsste man mir erst einmal anmerken, dass ich mir genau das wünschte. Oft wirke ich wohl eher abweisend, wie ich inzwischen weiß, und wenn ich gedankenverloren im Café sitze und die Zeitung lese oder auf dem Laptop arbeite, dann spricht mich natürlich auch niemand an. Vermutlich würde mich das in solchen Momenten auch erschrecken und überfordern, weil ich dann eben schon diese Aktivität für diesen Augenblick geplant habe.

Meine Therapeutin erklärte mir, auch der fehlende Blickkontakt könnte auf mein Gegenüber abweisend wirken. Das war mir lange nicht klar und ließ mich ein bisschen traurig und mutlos zurück, denn das werde ich wohl nicht wesentlich ändern können.

Es wäre mir wichtig, ein bisschen lockerer und sicherer zu werden im Kontakt und das Ganze unverkrampft und weniger analytisch anzugehen, auch im Hinblick auf ein mögliches Gesprächsthema. Manchmal komme ich mir vor wie eine Wissenschaftlerin, wenn ich mich dem Thema Freundschaft nähere, aber ich glaube, die Wissenschaft hat hier eigentlich nichts zu suchen. Vor ein paar Jahren überlegte ich, wie es mir gelingen könnte, mich mehr für andere Menschen zu interessieren und mich über sie zu informieren. Ich beschloss, es anhand der Medien zu versuchen. Und weil mir das gefiel, lese ich seither mehrere Tageszeitungen, vier Wochenmagazine und mindestens zwei Sonntagszeitungen. Durch die Reportagen lerne ich eine ganze Menge über andere Menschen. Ich interessiere mich für Beschreibungen, wie andere Menschen denken, fühlen und leben, was mir sehr hilft. Und doch ist es natürlich noch einmal etwas ganz anderes, diese theoretischen Kenntnisse dann auch ganz praktisch umzusetzen und für eine Freundschaft nutzen zu können.

Es fällt mir schwer, mich auf ein Treffen mit all seinen Unwägbarkeiten einzustellen, gern hätte ich bereits im Vorfeld ein bisschen Sicherheit, wie der Kontakt ablaufen wird. Deshalb lege ich mir meist schon vorher ein Thema zurecht, über das ich sprechen könnte, und manchmal funktioniert das auch ganz gut. Aber Kontakte zu anderen Menschen lassen sich leider in der Regel nicht planen und vorhersehen, das macht sie für mich so anspruchsvoll.

Auch bin ich oft nicht ausdauernd genug, was soziale Kontakte betrifft. Für mich wären kürzere Treffen mit anderen Menschen sinnvoll, die auch nicht so häufig stattfinden müssten. Eine kurze schöne Zeit mit einem netten Menschen wäre angenehm für mich. Aber das ist für die anderen möglicherweise nicht genug und reicht ihnen nicht aus für eine Freundschaft. Leider musste ich diese Erfahrung in meinem letzten Studienjahr machen, als ich in einem Krankenhaus gearbeitet und in einem Mitarbeiterwohnheim gewohnt habe. Mit einer Studienkollegin, die ich nett fand, traf ich mich manchmal abends, um in meinem oder ihrem Zimmer noch etwas zu trinken. Das war schön und für mich auch machbar, und ich hatte damals das Gefühl, erstmals eine Freundin gefunden zu haben, denn mit ihr führte ich Gespräche, wie sie mir nie zuvor mit Gleichaltrigen gelungen waren. Aber allmählich wollte die Kollegin mehr und schlug Treffen in Cafés vor oder Aktivitäten wie Kinobesuche. Das war mir zu viel, das konnte ich nicht. Also traf sie sich dafür mit anderen Mitstudenten, und allmählich bemerkte ich, dass sie sich in deren Gegenwart offenbar wohler fühlte als mit mir, was mir wehtat.

Was fehlt? – Freundschaft

Ja – was vermisse ich? Natürlich ein paar schöne Stunden mit Menschen, die ähnliche Interessen haben. Mal zusammen einen Spaziergang unternehmen in schöner Natur, einen Tierpark oder ein Museum besuchen oder zum Flughafen fahren, das könnte angenehm sein. Vor allem in glücklichen Momenten, etwa im Urlaub, würde ich gern mein Glück auch mal mit jemandem teilen. Manchmal frage ich mich, was an mir so entsetzlich falsch ist, dass niemand mit mir zu tun haben und schöne Erfahrungen mit mir machen möchte.

Wenn es mir nicht gut geht, bin ich dagegen lieber allein. Das können andere Menschen oft nicht so recht nachvollziehen, weil sie in solchen Situationen in der Regel von jemandem getröstet werden möchten. Ich selbst dagegen bin mir in diesen Zeiten Gesellschaft genug, der Trost von Bekannten kostet mich im Gegenteil sogar noch zusätzliche Kraft, weil ich dann nicht selten auch Versuche, mich in den Arm zu nehmen, abwehren muss. Da ich aber meine ganze Energie brauche, um in schwierigen Momenten meine Gedanken zu ordnen, ist das für mich zu anstrengend. Auch erfahre ich meist keinen Trost aus zärtlichen Gesten oder mitleidigem Tonfall anderer. Allenfalls merke ich gerade in den letzten Jahren, dass es sinnvoll sein könnte, in problematischen Zeiten jemanden zu haben, der mir beim Verarbeiten dieser Situationen mit meinen Möglichkeiten hilft, der mich also dabei unterstützt, wieder klar denken zu können, der Strategien mit mir erarbeitet und mir Wege aufzeigt, die nun sinnvoll sind. Das wäre tatsächlich etwas sehr Wichtiges, was man in problematischen Situationen für mich tun könnte.

Und dieses Fehlen von ganz konkreter Hilfe ist es vielleicht auch, das ich mit am meisten vermisse. Denn in einer Freundschaft erhält man eben auch Unterstützung durch das Gegenüber. Menschen, die viele Freunde haben, können von deren unterschiedlichen Kompetenzen sehr profitieren, erhalten also durch die anderen zusätzliches Wissen, neue Fähigkeiten und Fertigkeiten, die sie nutzen können. Wenn man also etwa Handwerker, Steuerberater, Anwälte, Ärzte, Buchverleger oder Finanzexperten kennt, kann man viele Anforderungen des Alltags bereits bewältigen, bevor man sich an professionelle Adressen wenden muss. Diese Möglichkeit fehlt in meinem Leben. Ich muss alles selbst erledigen, mit jedem Problem allein klarkommen und habe niemanden aus dem Bekanntenkreis, den ich um Rat und Unterstützung fragen oder auf dessen Erfahrung ich vertrauen kann. Das ist im Erwachsenenalter ein großes Problem und lässt mich oft ratlos zurück. Das ist natürlich nicht der Hauptgrund für den Wunsch nach einer Freundschaft, aber für mich als ein Mensch mit ohnehin bereits bestehenden lebenspraktischen Schwierigkeiten ein nicht zu unterschätzender Nebenaspekt. Manchmal beneide ich andere Leute um diese Möglichkeit, ihre Fragen ganz unkompliziert mit Experten aus dem eigenen Bekanntenkreis besprechen zu können.

Partnerschaft

Es gibt viele problematische Faktoren, aber gleichzeitig haben auch wir irgendwann doch oft auch den Wunsch nach einer Partnerschaft, aber gleichzeitig meist kaum Ideen, wie man einen passenden Partner finden und was man dann mit ihm unternehmen könnte. Alle Betroffenen sind ein bisschen unterschiedlich. Bei manchen ist es einfach so, dass man sich deshalb eine Partnerschaft wünscht, weil alle Gleichaltrigen fest liiert sind und es vor allem diese Vergleiche sind, die so unglücklich machen, aber in anderen Fällen sucht man auch wirklich jemanden, weil man ein echtes Bedürfnis nach einer Partnerschaft hat. Und wieder andere autistische Menschen heiraten einfach deshalb, weil sie finden, dass das ganz selbstverständlich so passieren sollte, ohne sich darüber Gedanken zu machen. Viele verheiratete Betroffene beschreiben das so, was ich doch ziemlich erschreckend finde. Die Ehe war für sie einfach die übliche »Lebensplanung« eines jeden Menschen; es war vorgesehen, dass man heiratete und Kinder bekam, andere Lebensmodelle waren ihnen nicht bekannt.

Aber für mich ist das nicht der Grund für den Wunsch nach einer Partnerschaft, ich hätte durchaus gern einen lieben Menschen für schöne Stunden. Allerdings gibt es eben auch hier die Schwierigkeiten bereits bei der Kontaktaufnahme. Die Kunst des Flirtens mit der zunächst »spielerischen« Beziehungsaufnahme beherrsche ich nicht und kann meine Zuneigung viel besser auf praktischer Basis zeigen: durch kleine Geschenke oder andere kleine Gesten, was ich sehr gern mache.

Da ich außerdem deutlich rigide und zwanghaft in meinen Vorstellungen bin, würde ich schon beim ersten Kennenlernen überlegen, ob dies nun »der Mann fürs Leben« sein könnte. Ein zunächst unverbindliches Ausprobieren und das Genießen der aktuellen Gefühle der Verliebtheit liegen mir nicht, ich müsste mir schon sicher sein, dass es auch der Richtige wäre, wenn ich mich auf jemanden einließe. Außerdem ist es schwer zu entscheiden, welche Informationen man beim Erstkontakt austauschen sollte, was den anderen interessiert und was ihn eher langweilt oder sogar abschreckt.

Manchmal beobachte ich andere Menschen, um zu ergründen, wie sie sich im Kontakt mit anderen verhalten. Kürzlich war ich in einem Eiscafé und bekam mit, was sich am Nebentisch abspielte. Hier saß eine nicht mehr ganz junge Frau mit ihrem kleinen Hund, daneben ein Mann, der deutlich jünger zu sein schien als sie und immer wieder mit ihr das Gespräch suchte, dabei deutlich zu laut sprach, wie ich fand. Ich fand ihn deutlich distanzlos und übergriffig. Er kam offenbar aus Frankreich, konnte aber gut Deutsch und fragte sie immer wieder nach kleinen sprachlichen Feinheiten, z. B. wie man jemandem sagt, dass man ihn nett findet. Er verabschiedete sich schließlich von ihr, kam dann aber sofort zurück und sagte ihr, dass er sie nett fände. Ich fand das so schrecklich plump und war mir sicher, ich an ihrer Stelle hätte ihn längst davongejagt. Aber sie tat das nicht. Später gab sie ihm sogar ihre Telefonnummer und ihre Adresse.

Diese Begegnung erschreckte mich sehr und ließ mich mit vielen Fragen zurück. Mögen andere Frauen wirklich diese plumpe Art der Kontaktaufnahme? Je länger das am Nachbartisch so ging, umso mehr war ich froh, dass ich meine Ruhe hatte. Ich hatte so eine friedliche und ruhige Zeit mit meiner Zeitung und meinem Cappuccino.

Man hat in einer Beziehung eben nicht nur dann jemanden bei sich, wenn man das möchte, sondern auch in Zeiten, in denen es eigentlich gerade nicht so passt. Ich müsste viele Kompromisse eingehen und bin mir sicher, dass ich es nicht könnte. Ich habe das ja nie geübt und mir mein Leben immer so eingerichtet, wie es für mich in der jeweiligen Situation passte.

Zudem gelingt es mir manchmal nicht, intuitiv zu erahnen, was mein Gegenüber sich wünscht. Das beträfe natürlich auch eine Partnerschaft. Die Bedürfnisse müssten vielmehr sehr deutlich ausgesprochen werden, damit ich sie auch erfüllen könnte. Und auch die Eifersucht spielt eine Rolle. Eventuell würde ich einen Menschen ganz für mich allein haben wollen und vielleicht nicht einmal einen kurzen Kontakt des Partners mit anderen Menschen aushalten können.

Auf der anderen Seite aber habe ich auch eine ganze Reihe von Qualitäten, die ich in eine Beziehung einbringen könnte. Ich bin zuverlässig, ehrlich, treu und fürsorglich, und dann, wenn es zwischendurch genug Möglichkeiten zum Rückzug gäbe und eine gute Begleitung, um Missverständnisse zu besprechen und nach Kompromissen zu suchen, dann könnte auch ich mir eine Beziehung durchaus vorstellen.

Manchmal bin ich, wenn ich abends allein im Bett liege, doch sehr traurig, dass es mir nicht gelingt, einen Partner zu finden. Ich komme ganz gut allein zurecht und würde mir auf jeden Fall diese Selbstständigkeit bewahren wollen, aber trotzdem fühle ich mich manchmal einsam. Aber das alles ist eben hoch ambivalent. Einerseits möchte ich niemanden, mit dem ich dann immer zusammen sein müsste, das würde mich deutlich überfordern. Aber jemand, der einfach mal sporadisch da wäre, wenn auch andere Menschen immer zu zweit auftreten, das wäre schön. Vor allem glückliche Momente würde ich manchmal gern mit jemandem teilen – mit einem Partner, der ebenfalls eine eigene Persönlichkeit, eigene Interessen und Meinungen hat, interessant ist und nicht zu angepasst.

Meiner Meinung nach ist es sehr wichtig, sich darüber Gedanken zu machen, was für die eigene Person möglich ist, was man sich wünscht. Werden die eigenen Bedürfnisse dagegen nicht gut genug kommuniziert, kann der regelmäßige Kontakt zu einem Partner schnell eine Überforderung darstellen. Diese Erfahrung hat mich damals ziemlich frustriert. Es war schön für mich, ab und zu mit meinem Freund, den ich in der Selbsthilfegruppe kennengelernt hatte, für eine kurze Zeit zusammen zu sein, mit ihm einen kurzen Ausflug zu machen oder ähnliche Dinge zu unternehmen. Ich habe viele schöne Stunden mit ihm erlebt. Aber alles, was darüber hinausging, etwa das enge Miteinander über ein ganzes Wochenende hinweg, da er weit entfernt wohnte, wurde mir schnell zu viel. Freitags war ich jeweils voller Vorfreude, ihn zu sehen. Aber schon am gleichen Abend sehnte ich den Sonntag herbei, wenn ich wieder nach Hause fahren konnte. Das war einfach zu intensiv für mich.

Ich bräuchte also jemanden zu meinen Voraussetzungen und mit meinen Möglichkeiten – und vielleicht gibt es ja auch Männer, die sich das Zusammensein ähnlich wünschen. Eine Bekannte berichtete mir davon, dass sie nun schon seit über 20 Jahren mit ihrem Partner liiert sei und noch nie mit ihm zusammengewohnt habe. Das wäre für mich vielleicht auch eine Möglichkeit, und es macht mir manchmal ein bisschen Mut, wenn ich von solchen doch eher ungewöhnlichen Lebensmodellen höre. Früher dachte ich, man müsste natürlich die Wohnung miteinander teilen, im gemeinsamen Bett schlafen usw., und das alles erschien mir so aussichtslos. Inzwischen sehe ich meine Möglichkeiten konkreter und realistischer und profitiere sehr von Berichten über alternative Formen des Zusammenlebens. Es wäre sehr schön, ab und zu einen netten Menschen bei mir zu haben – aber eben nur ab und zu.

Es geht mir insgesamt gut derzeit, ich gehe gern arbeiten, habe nun auch eine Lösung für meine Wohnsituation gefunden, die zwar schwieriger ist als gedacht, langfristig jedoch machbar scheint. Aber der Gedanke daran, dass meine Eltern nicht mehr unbegrenzt lange gesund sein und irgendwann schließlich sterben werden, ist für mich noch immer sehr schlimm. Wer wird mir dann beistehen? Wer wird mich lieb haben? Wer wird mir vermitteln, dass ich gewollt und willkommen bin? Wer wird mit mir in schönen Momenten lachen und mich in traurigen Zeiten trösten? Wer wird sich schöne Kleinigkeiten überlegen, die den Tag zu etwas Besonderem machen, kleine Aufmerksamkeiten speziell für mich, um mir eine Freude zu machen? Mit wem kann ich

Weihnachten feiern, wenn meine Eltern nicht mehr da sind? Und wer wird sich wirklich tief im Herzen freuen, wenn er mich sieht? Wird es jemanden geben, der meine liebenswerten Seiten erkennt? Das alles sind Fragen, auf die ich noch keine Antworten gefunden habe und die mich manchmal doch auch sehr traurig machen.

Strategien, Wege und mögliche Lösungen

Freundschaft und Partnerschaft – Problematik

Es gibt für autistische Menschen zahlreiche Hürden im Hinblick auf persönliche Beziehungen:

- Es ist schwer, einen passenden Menschen zu finden, mit ihm gut ins Gespräch zu kommen und die Beziehung dann auch pflegen zu können.
- Andere Menschen sind unberechenbar, manchmal sogar störend (zerstören die persönliche Ordnung etc.). Das Zusammensein soll für autistische Menschen meist nach den eigenen Vorstellungen geschehen (»ich will entscheiden dürfen«), was sich aber in persönlichen Beziehungen selten so realisieren lässt.
- Manchmal stellen sich autistische Menschen Freundschaft als eine Art »Besitzverhältnis« vor, reagieren dann ungehalten und eifersüchtig, wenn sich »ihre« Freunde auch mit anderen Menschen unterhalten.
- Mit zunehmendem Lebensalter werden intensive Gespräche verlangt über das eigene Befinden und über Gefühle, es ist eine größere Offenheit nötig als in der Kindheit; all diese Anforderungen sind für Menschen mit Autismus oft kaum zu leisten.
- Es bestehen Probleme mit Mimik, Gestik, Blickkontakt; häufige Missverständnisse sind die Folge, so unterstellt man den Betroffenen etwa fehlende Zuneigung, Gefühllosigkeit oder auch Ablehnung etc.
- Auch Missverständnisse im sprachlichen Bereich wirken sich oft erschwerend auf eine Freundschaft aus.

- Nötig sind häufigere Rückzugsmöglichkeiten; auch dies kann Missverständnisse hervorrufen und als Desinteresse oder Ablehnung interpretiert werden, wenn man nicht um die Hintergründe weiß.
- Manchen autistischen Menschen fällt es schwer, ihre Zuneigung richtig auszudrücken. Auf praktische Weise gelingt ihnen das oft besser, indem sie also kleinere Dienstleistungen für andere übernehmen oder kleine Geschenke machen.
- Einige autistische Menschen berichten von ihrer starken »Unreife« zu Beginn einer Partnerschaft. Der in diesen Fällen meist dominante Partner konnte sie nach seinen Vorstellungen »formen«. Vielleicht hatten sie nach einem solch »starken« Partner auch explizit gesucht, denn das hatte zu Beginn natürlich auch praktische Seiten – es gab jemanden, der Dinge erledigte, die ihnen selbst schwerfielen, sie fühlten sich in Sicherheit.

Persönliche Beziehungen – was ist hilfreich?

- Es ist wichtig, Menschen mit Autismus bei der Interessenfindung zu helfen. Persönliche Interessen lassen sich nämlich oft nutzen, um Gleichgesinnte zu finden, die sich ebenfalls dafür interessieren. Vereine, Verbände oder auch Internetforen können gute Ideen sein, wenn man Spaß daran hat.
- Auch Selbsthilfegruppen für autistische Menschen sind wichtig, um das Kontaktverhalten unter Anleitung zu üben.
- Oft meinen Eltern es gut mit ihren Kindern und laden Klassenkameraden ein in der Hoffnung, dass sich daraus Freundschaften entwickeln könnten. Das ist an sich auch nicht schlecht, aber man muss die Kontakte dann auch begleiten und anleiten und nicht die Kinder sich selbst überlassen.
- Anhand von Büchern oder Fernsehsendungen kann man Aspekte sozialen Verhaltens illustrieren und Fähigkeiten in Bezug auf Freundschaften fördern.
- Der Betroffene sollte mit einem Menschen, der um die autistische Problematik weiß, über das Thema Freundschaft bzw. Partnerschaft

sprechen und mögliche Hilfen überlegen. Dafür kann ein guter Bekannter oder der Therapeut infrage kommen.

- Manchmal können Kontaktforen für Menschen mit besonderen Bedürfnissen (auch im Internet) eine Hilfe darstellen.
- Für autistische Menschen ist es oft wichtig, dass sich die Beziehung vorhersehbar gestalten lässt und Aktivitäten mit zuverlässigen Menschen rechtzeitig geplant werden können. Spontane Besuche bedeuten oft eine Überforderung, auch dann, wenn man eigentlich das Zusammensein sehr genießt.
- Menschen aus dem Autismus-Spektrum können etwa im sozialen Miteinander häufig nicht intuitiv reagieren und handeln, was mitunter zu Irritationen führt. Nicht selten wirken sie sonderbar, unfreundlich oder arrogant, ohne sich dessen bewusst zu sein.

Unterschiede in der Kommunikation und mögliche Hilfen

Missverständnisse in der Kommunikation zwischen autistischen und anderen Menschen sind häufig. Deshalb ist es sinnvoll, die folgenden Aspekte zu berücksichtigen:

- Die Betroffenen haben meist ein wörtliches Sprachverständnis. Man sollte daher möglichst auf Metaphern, ironische oder sarkastische sowie mehrdeutige Äußerungen verzichten.
- Lange, komplexe Instruktionen sind oft verwirrend. Die Verwendung kurzer Sätze ist hilfreich. Diese sollten klare und eindeutige Äußerungen enthalten, Anweisungen sollten so beschrieben werden, wie sie gemeint sind (nicht: Kannst du das Fenster öffnen? – sondern: Öffne bitte das Fenster).
- Viele Menschen mit Autismus können Veränderungen in der Stimme oder der Sprachmelodie nicht gut einordnen. Es ist deshalb hilfreich, in Worten auszudrücken, was man sagen möchte, nicht über den Tonfall. Sprechen Sie mit klarer, unaufgeregter Stimme. Entsprechendes gilt für Mimik und Gestik, die ebenfalls oft nicht gut eingeordnet werden können und über die Sprache erklärt werden sollten.
- Die meisten Betroffenen haben Probleme mit dem direkten Augen-

kontakt, gleichzeitig aber zeigen andere Menschen oft durch Blicke, dass sie mit ihnen sprechen wollen. Sprechen Sie die Person deshalb mit dem Namen an, um zu signalisieren, an wen Sie Ihre Worte richten möchten.

- Viele Betroffene fühlen sich über starke Sinnesreize so abgelenkt, dass sie sich nicht mehr auf das Gespräch konzentrieren können. Versuchen Sie deshalb, die Reizbelastung möglichst gering zu halten (visuelle Eindrücke wie grelles Licht oder viele Bilder bzw. Fotografien an der Wand, starke Lärmbelastung, unangenehme Gerüche, überfüllte Räume etc.).
- Autistische Menschen suchen meist dann den Kontakt zu anderen Menschen, wenn sie Informationen austauschen möchten, aber nicht deshalb, weil sie »einfach so« mit den anderen plaudern möchten.
- Viele erwachsene Menschen mit Autismus bevorzugen die schriftliche Kommunikation per Brief oder E-Mail.
- Häufig profitieren die Betroffenen von einer visuell unterstützten Kommunikation, für die z. B. Bilder oder Symbole eingesetzt werden können, etwa um Tagesabläufe oder Mittagsmenüs zu erläutern.
- Geben Sie dem autistischen Menschen genug Zeit, seine Antwort in Worte zu fassen. Manchmal dauert dies etwas länger. Seien Sie geduldig und stellen Sie nicht gleich die nächste Frage, ohne die erste Antwort abzuwarten. Dies überfordert viele Betroffene.
- Vergewissern Sie sich, dass Ihre Botschaft verstanden wurde.

Kann man »Flirten« lernen?

Zumindest kann man einzelne Aspekte trainieren, die dafür hilfreich sein können:

- Falls möglich, sollte man den Blickkontakt üben. Menschen, die keinen Blickkontakt halten können, wirken auf andere Menschen oft abweisend, desinteressiert oder übermäßig schüchtern und damit unattraktiv.
- Man kann sich Themen und Sätze zurechtlegen für den Gesprächseinstieg. Das wird zwar nicht immer passend sein, kann aber eine Hilfe

darstellen, um sich ein bisschen sicherer zu fühlen. Auch kann man überlegen, welche Komplimente geeignet sind und wie man diese am besten einsetzen kann.

- Es ist nicht immer sinnvoll, gleich zu Beginn zu viel von eigenen Schwierigkeiten oder Krankheiten zu erzählen. Aber das muss man natürlich im Einzelfall entscheiden.
- Sinnvoll sind ungefähr gleiche Gesprächsanteile für beide Gesprächspartner, niemand sollte also permanent sprechen oder die ganze Zeit nur zuhören.
- Man kann sich helfen lassen bei der Entscheidung, welche Kleidung und welche Körpersprache angemessen sind (Haltung der Hände, Körperabstand etc.).
- Meist gibt es ein bisschen Sicherheit, wenn man zumindest den Ort des ersten Treffens kennt. Vielleicht kann es deshalb hilfreich sein, vorher schon einmal hinzufahren und sich umzusehen.
- Es ist gut, wenn man jemanden hat, mit dem man all diese Fragen besprechen und bearbeiten kann (Therapeut etc.).

Wie kann man mit einem autistischen Partner gut leben?

- Informieren Sie sich möglichst detailliert über Autismus. Je besser Sie Bescheid wissen, umso eher wird es Ihnen gelingen, die Eigenheiten Ihres Partners zu verstehen.
- Bedenken Sie, dass autistische Menschen in der Regel sehr liebe, treue und ehrliche Zeitgenossen sind. Sie wollen anderen Menschen nichts Böses. Wenn Sie ein Verhalten nicht verstehen können und z. B. als Beleidigung interpretieren, dann fragen Sie nach. In der Regel sind es Missverständnisse, die dafür verantwortlich sind.
- Beachten Sie die Besonderheiten in der Kommunikation (s. o.), um Missverständnissen vorzubeugen. Benennen Sie vor allem klar und eindeutig Ihre Wünsche und Bedürfnisse, statt sie nur vage anzudeuten. Das können Menschen mit Autismus meist nicht verstehen.
- Vielen Betroffenen fällt es schwer, ihre Gefühle (evtl. auch Gefühle der Zuneigung Ihnen gegenüber) zu beschreiben. Nehmen Sie das nicht

persönlich. Einige autistische Menschen drücken ihre Liebe für andere Menschen eher auf praktische Weise aus, indem sie Tätigkeiten für den anderen ausführen. Das ist dann keine minderwertige Form der Zuneigung, sondern nur eine andere, und das muss man als Partner eines autistischen Menschen eben wissen.

- Machen Sie sich immer wieder die Eigenschaften Ihres Partners bewusst, die Sie an ihm mögen, und benennen Sie sie auch ihm gegenüber.
- Wenn Sie sich häufigere soziale Kontakte wünschen als Ihr Partner, so versuchen Sie, dies mit anderen Menschen zu erreichen. Auch in einer Partnerschaft muss man nicht alles zusammen machen, wenn dies einen der Partner überfordert. Erklären Sie dies aber Ihrem Partner, damit er nicht eifersüchtig wird.
- Versuchen Sie insgesamt, immer wieder Kompromisse miteinander auszuhandeln, mit denen Sie beide leben können.
- Suchen Sie möglichst Kontakt zu anderen Partnern autistischer Menschen in Foren oder Selbsthilfegruppen. Der Austausch mit »Gleichgesinnten« ist sehr hilfreich, weil man sich gegenseitig beraten kann.
- Bei ernsteren Schwierigkeiten sollten Sie sich professionelle Unterstützung z. B. in einer Paarberatung holen. Hierfür sind Fachkenntnisse des Therapeuten über Autismus hilfreich.

Partnerschaften unter autistischen Menschen

Schaut man sich die zahlreichen Unterschiede an zwischen autistischen und anderen Menschen, so gelangt man vielleicht zu dem Schluss, dass rein autistische Partnerschaften günstiger wären. Manchmal funktioniert dies tatsächlich auch sehr gut. Die Auffälligkeiten v. a. im Hinblick auf die Kommunikation sind dem Partner bekannt, man muss nicht mühsam die Unterschiede erklären und für Verständnis werben. Andererseits stellen sehr ausgefallene Spezialinteressen auf beiden Seiten sowie sehr rigides, nur wenig flexibles Verhalten manchmal Hürden dar, wenn die Besonderheiten nur schwer miteinander in Einklang zu bringen sind. Auch fehlt in diesem Fall oft die Möglichkeit, von dem nicht autistischen Partner zu lernen und sich auch persönlich weiterzuentwickeln in Bereichen, die zunächst fremd erscheinen, die man sich oft aber allmählich erarbeiten kann.

Insgesamt kann sowohl eine Partnerschaft zweier Betroffener als auch eine »gemischte« Beziehung möglich und auch für beide Seiten erfüllend sein, wenn beide Partner in der Lage sind, sich aufeinander einzulassen, Kompromisse einzugehen und bei ernsteren Schwierigkeiten Unterstützung zuzulassen.

Lebensträume und -realitäten

»Genauso wie viele andere Frauen hatte auch ich früher gedacht, ich würde heiraten und Kinder bekommen. Diese Vorstellung machte Angst, weil ich mich dem nicht gewachsen fühlte, sie fühlte sich aber doch auch schön an – und eben »normal«. Nun aber kam es anders: Ein eigenes Kind würde mich bei Weitem überfordern, es bräuchte permanente Zuwendung, es brächte meinen geplanten Tagesablauf immer wieder durcheinander, ja, mit einem Kind ließe sich vermutlich überhaupt kein Ablauf mehr vorher wirklich planen. Sicher könnte ich das für einen Tag durchstehen, auch für zwei oder drei oder sogar eine ganze Woche lang. Aber über viele Jahre hinweg? Das erschien mir vollkommen unmöglich.

Jetzt heißt es also, das Leben und sich selbst anders zu definieren und nicht selbst Mutter zu sein. Das fällt mir auch heute noch schwer, denn es ist ja doch ein existenzielles Thema, das man nicht bagatellisieren kann und das man betrauern darf. Problematisch wird es vor allem dann, wenn ich andere junge Mütter sehe, die ihre Kinder spazieren fahren oder mit ihnen spielen. Ich habe ein gutes Leben, denke ich mir dann, aber das wäre doch auch für mich schön gewesen.

Bei bestehendem Kinderwunsch ist es aber auch wichtig, sich der Verantwortung und der Aufgaben mit einem eigenen Kind bewusst zu werden.

Wenn ich meinen Neffen oder meine kleinen Nichten treffe und mich eine Weile mit ihnen beschäftige, dann merke ich immer wieder, wie anstrengend das ist. Oft muss ich mich schon nach nur wenigen Stunden zurückziehen, weil mich der permanente Kontakt überfordert. Für eine kurze Zeit ist das Zusammensein schön, und ich denke auch, dass ich durchaus für ein Kind sorgen könnte und es ihm ganz gut ginge mit mir – aber mir selbst ginge es vermutlich nicht gut damit. Manchmal, wenn es sich besonders schön anfühlte, mit einem lieben kleinen Kind zu spielen, beschloss ich für mich, auch eines haben zu wollen. Aber das war natürlich vollkommen an der Realität vorbei.

Inzwischen kann ich – vielleicht auch aus diesen Erfahrungen heraus – die Einschränkungen in meinem Leben über weite Strecken akzeptieren, es fühlt sich nicht mehr immer nur schmerzhaft an, sondern manchmal auch ein Stück befreiend, weil ich eben weiß, dass es nicht nur die schönen Augenblicke sind, die ein Leben als Familie kennzeichnen, sondern auch immer wieder Ärger, Stress, Angst und Sorge. Das alles würde mich überfordern, das ist mir natürlich klar.

Beim Abwägen für oder gegen ein eigenes Kind sind mir folgende Aspekte deutlich geworden:

- Kinder sind etwas sehr Schönes, aber sie sind eben auch anstrengend und lassen sich nur selten mit dem eigenen Bedürfnis nach einem strukturierten, geplanten Tagesablauf in Einklang bringen.
- Mit einem eigenen Kind ist es notwendig, sich in Kindergarten, Schule etc. immer wieder auch mit den Eltern der anderen Kinder auszutauschen, Verabredungen zu treffen und Alternativen zu vorher festgelegten Abläufen zu finden.
- Vor allem in Krisenzeiten ist eine enge Begleitung des Kindes auch in psychisch-emotionaler Hinsicht notwendig.
- Insbesondere in Zeiten von Umbruch und Veränderung (z. B. beim Übergang von der Schule in den Beruf, beim Auszug aus dem Elternhaus etc.) müsste ich ein eigenes Kind aktiv beraten, was ich manchmal wohl kaum leisten könnte, denn dazu fehlt mir in vielen Bereichen einfach der Erfahrungshorizont anderer Menschen.
- Das Herumtoben und Herumalbern mit einem Kleinkind und das aktive Gestalten der gemeinsamen Zeit würden mir ebenfalls Schwierigkeiten bereiten.
- Und schließlich würde es mir sehr schwerfallen, das Kind dann auch wieder ein Stück weit »abgeben« zu müssen, also loszulassen und ihm dabei zu helfen, den eigenen Weg zu gehen. Ich glaube, ich wür-

de sehr eifersüchtig reagieren, wenn es mit Freund oder Freundin vor der Tür stünde und diese Gesellschaft dem Zusammensein mit mir vorziehen würde.

Das eigentliche K.-o.-Kriterium ist in meinen Augen wohl die emotionale Unterstützung und Begleitung in schwierigen Situationen. Alles andere, was mir oftmals so unvorstellbar erschien, etwa der Kontakt zu Freunden des Kindes und deren Eltern etc., all das ließe sich vermutlich irgendwie organisieren. Aber wenn ich wüsste, dass mein Kind in Nöten wäre, und es mir nicht gelänge, ihm zu helfen und es zu unterstützen, spätestens dann würde ich mir Vorwürfe machen. Ich werde keine Kinder haben. Das ist inzwischen sowohl eine Tatsache als auch eine Entscheidung. Aber das schreibt sich alles so leicht. Ich frage mich oft, wie lange es wohl noch wehtut, ob es irgendwann besser werden wird, wenn ich älter werde.

Und so widme ich mich nun eben »meinem« Leben und versuche, mit der eigenen Lebensrealität glücklich zu werden. Aber ich möchte doch auch anderen Menschen im Autismus-Spektrum ein bisschen Mut machen. Es gibt durchaus auch Betroffene, denen es gelingt, ein Kind zu haben und die von sehr schönen und beglückenden Erfahrungen als Eltern berichten. Wenn eine individuelle Hilfe gefunden werden kann, können auch betroffene Menschen sehr liebevolle Eltern glücklicher Kinder werden.

Notwendig ist dafür aber eben ein bisschen Unterstützung – und hier gibt es durchaus Möglichkeiten.

Strategien, Wege und mögliche Lösungen

Eigene Kinder – was ist hilfreich?

- Die Elternschaft ist ein Menschenrecht und darf auch Menschen mit Autismus nicht vorenthalten werden. Um aber auch realistisch einschätzen zu können, was das für die eigene Person bedeutet, ist es oft sinnvoll, sich mit anderen kleinen Kindern zu beschäftigen (etwa den Kindern von Geschwistern, Freunden oder anderen Bekannten).

- Manchmal besteht die Sorge, das eigene Kind könnte ebenfalls autistisch sein. Diese Sorge ist nicht unbegründet, es gibt ein erhöhtes Risiko, den exakten Wert einer solchen Wahrscheinlichkeit kann man jedoch (noch?) nicht beziffern, er liegt aber vermutlich im einstelligen Bereich. Eine gute Beratung auch hierzu ist wichtig.
- Etwa über das »Persönliche Budget« lässt sich eine »Eltern-Assistenz« als Eingliederungshilfe beantragen (nähere Informationen dazu sind z. B. bei der Aktion Mensch erhältlich, beim Bundesverband behinderter und chronisch kranker Eltern e. V. oder im Internet auf der Seite der Bundesarbeitsgemeinschaft Begleitete Elternschaft).
- Eine solche begleitete Elternschaft wird oft im Rahmen des ambulant betreuten Wohnens angeboten, das in ganz unterschiedlicher Intensität entsprechend der individuellen Bedürfnisse möglich ist.
- Die Anbindung an einen Autismusverband bzw. ein Autismus-Therapie- oder -Kompetenzzentrum ist wichtig, um auch die spezifische Fachkompetenz abzudecken.
- In einer Autismus-Selbsthilfegruppe lässt sich oft der Kontakt zu anderen betroffenen Eltern herstellen, die wertvolle Tipps geben können.
- Und schließlich ist natürlich ein enger familiärer Zusammenhalt sehr hilfreich. Liebevolle Großeltern, denen man das Kind problemlos anvertrauen kann, sind oft die größte Entlastung überhaupt – für autistische Menschen und für alle anderen.

Gesundheit und Krankheit

Gesunde Lebensführung

»Dies war lange ein Bereich, zu dem ich kaum Zugang hatte. Ich habe eine sehr schlechte Körperwahrnehmung, die mir lange Zeit kein konstantes Normalgewicht ermöglicht hat. Hunger, Durst, Müdigkeit oder Erschöpfung fühlten sich für mich nahezu identisch an, sodass ich nie wirklich wusste, was mir in der jeweiligen Situation helfen würde. Meist aß ich dann etwas, wenn ich eigentlich überreizt war und dringend Erholung und Entspannung gebraucht hätte. Irgendwann aber hatte ich Glück und fand den Zugang zum Nordic Walking, das mir sehr gefiel, weil die körperliche Bewegung in freier Natur für mich genau das Richtige war. Ich kaufte mir ein paar Fachzeitschriften über diese Sportart, in denen auch einiges über gesunde Ernährung stand. So bemerkte ich, dass ich deutlich zu viel und oft auch das Falsche aß. Nun konnte ich dies korrigieren und in kurzer Zeit abnehmen. Durch mein oft sehr zwanghaftes Verhalten ist es auch kein großes Problem, mein Gewicht zu halten.

Aber das war natürlich eine reichlich überstürzte »Abnehm-Aktion«, die mich, wenngleich sie mir gut gelang, schlagartig in ein Leben katapultierte, das (in jeder Hinsicht) einige Nummern zu groß für mich war. Es waren sehr anstrengende Wochen, in denen ich nicht nur den Leuten Rede und Antwort stehen musste, die mich darauf ansprachen (»Hast du abgenommen?« – »gewollt oder krank?«), sondern eben auch vieles (zu viel) für mich verändern musste. Ich erinnere mich noch gut an den großen Druck, als es plötzlich über Nacht kalt wurde und ich nichts mehr zum Anziehen hatte außer einer Jacke, die acht Nummern zu groß war und völlig lächerlich aussah. Ich warf sie weg und war den ganzen Tag unter Druck, nach der Arbeit eine neue finden zu müssen. Und so ging es fast Tag für Tag in irgendeiner Form.

Überhaupt sind Druck und Stress ein häufiges Thema. So sollten vor ein paar Jahren meine beiden unmittelbaren Vorgesetzten in der Klinik zeitgleich ausscheiden. Ich hatte schreckliche Angst und wusste gar nicht, was ich tun sollte. Immer wieder überlegte ich, ob ich eine Kur beantragen sollte, weil ich merkte, dass ich nicht mehr konnte und mit dieser Ungewissheit nicht umzugehen vermochte. Aber ich kam nicht weiter mit meinen Überlegungen. Dann fuhr ich wie geplant nach Santorin und hatte dort einen tollen Urlaub. Aber vom ersten Tag an war ich morgens, obwohl ich genug geschlafen hatte, völlig gerädert und körperlich schrecklich k. o., was ich gar nicht einschätzen konnte, denn psychisch ging es mir gut und es war wirklich eine entspannte und schöne Urlaubswoche. Zeitgleich war mein Nacken so verspannt, dass ich den Kopf nicht richtig bewegen konnte. Das nervte mich ein bisschen, aber ich sah mir trotzdem die schöne Gegend an.

Drei Monate später erlitt ich zwei Bandscheibenvorfälle im Abstand von wenigen Tagen und hatte eine wirklich kritische Zeit zu überstehen. Heute bin ich fast froh, dass es so kam, denn ich achte seither ein bisschen besser auf mich, vor allem darauf, dass ich nicht allzu sehr unter Druck gerate, weil das problematisch für mich ist. Und ich versuche, meinen Blick auf schöne Kleinigkeiten zu lenken, was mir aufgrund meiner Detailwahrnehmung leichtfällt. Dieses Trainieren von Achtsamkeit finde ich sehr entspannend.

Motorische Auffälligkeiten und Sport

Die Schule an sich war schon schlimm, aber besonders demütigend war der Schulsport. Nichts wollte mir gelingen, ich stellte mich unglaublich dämlich an, und natürlich wollten mich die Klassenkameraden deshalb auch nicht in ihrer Mannschaft haben. Also blieb ich, wenn es darum ging, Teams selbst zu bestimmen, jeweils als Letzte übrig, was mir wehtat. Es fiel mir schwer, unterschiedliche Bewegungen aufeinander abzustimmen, deshalb hatte ich Probleme beim Schwimmen oder Turnen. Das Radfahren war schwierig, weil ich nicht gut das Gleichgewicht halten konnte. Beim Geräteturnen konnte ich die Übungen, die jemand vormachte, nicht imitieren, da der Körper mir nicht gehorchte und die Bewegungen nicht wie vorgegeben koordinierte. Und bei Kontaktsportarten wie Judo hatte ich schlicht Angst vor den Gegnern und vor dem Fallen. Was ich auch an sportlichen Aktivitäten versuchte, es hatte keinen Erfolg.

Irgendwie motivierte mich eines Tages jemand für das Handballspiel, und da ich dafür viel zu langsam und ungeschickt war und wir gerade keinen Torhüter hatten, stellte man mich kurzerhand zwischen die Pfosten. Und – das machte mir Spaß! Ich war groß und kräftig und ließ den Bällen nur wenig Platz zum Durchkommen. Hier war meine Körperfülle tatsächlich ein Vorteil, außerdem konnte ich anhand der Ausholbewegung der gegnerischen Spielerinnen oft intuitiv erahnen, wohin sie den Ball werfen würden. Ich wurde für meine Paraden gelobt, das hatte ich nie zuvor erlebt. Außerdem bemerkte man meine Zuverlässigkeit, ich kam immer pünktlich zum Training und fehlte nie, weil es ja schließlich vorgesehen war, dass man hinging. Also wurde ich zur Mannschaftsführerin gewählt, führte diese Rolle auch ganz passabel aus und setzte mich für mein Team ein. Irgendwann jedoch erkannte ich, dass mein Talent dafür trotz aller Mühe dann doch nicht ausreichte, und als sich meine Kniebeschwerden in der frühen Jugend häuften, musste ich mir eine andere Sportart suchen.

So kam ich zum Tischtennis. Die weiten Ausholbewegungen der Schläge gelangen mir nicht, ich spielte einzig aus dem Handgelenk. Das sah sicher merkwürdig und ungelenk aus und war offenbar nicht einzuschätzen für meine Gegnerinnen, die wohl oft erst zu spät erahnen konnten, wohin der Ball flog. Deshalb war ich mit diesem Sport recht erfolgreich und hatte Spaß daran, auch aus dem Grund, dass ich hier ab und zu mit anderen Menschen für einen kurzen Moment in Kontakt kam – über ein vorher definiertes und übersichtliches Thema, den Tischtennissport nämlich. Das war für mich eine sehr gute Möglichkeit, ein bisschen unter Menschen zu kommen.

An den Wochenenden fanden Spiele gegen die Mannschaften der Umgebung statt, und ich mochte es, auf diese Weise unseren Landkreis zu entdecken. Die Zeit während der Autofahrten vertrieb ich mir damit, die Nummernschilder auswendig zu lernen, und es gab mir Sicherheit, wenn ich diese Buchstaben-Ziffernkombinationen regelmäßig entdeckte, da sie Trainern und Mannschaftsbetreuern gehörten. Noch heute habe ich sie im Kopf – die Dinge, die ich einmal gelernt habe und die mir wichtig waren, vergesse ich so schnell nicht mehr.

Leider aber musste ich auch hier die Erfahrung machen, dass es dort für mich schließlich keinen Platz mehr gab. Wir bekamen einen neuen Trainer, der ein intensives Training einführte, das weit über Tischtennis hinausging und damit deutlich über das, was ich zu leisten imstande war. Eine individuelle Vorgehensweise, um auf unterschiedliche Bedürfnisse und Möglichkeiten eingehen zu können, war damals noch in weiter Ferne.

Meine motorischen Auffälligkeiten zeigten sich aber natürlich auch auf andere Weise, in der Freizeit und bei alltäglichen Aktivitäten. Nur mühsam erlernte ich das Fahrradfahren oder Schwimmen, die aufeinander abgestimmten Bewegungen forderten meine ganze Aufmerksamkeit und kosteten mich unglaublich viel Kraft. Nahezu aussichtslos wurde das Ganze, wenn ich parallel auch noch auf den Straßenverkehr achten oder mich auf neuen Wegen zurechtfinden musste. Was für andere eine liebe Freizeitbeschäftigung war, bedeutete für mich Stress.

In der Schule fiel mir außerdem das Zeichnen schwer, und später konnte ich nicht gut schnell schreiben. Wenn andere Mädchen noch Gelegenheit fanden, ihr Geschriebenes mit kleinen Gemälden zu verschönern, war ich froh, eine schnörkel- und schmucklose Schrift aufs Papier gebracht zu haben. Ohnehin war ich eher der pragmatische Typ. Ich tat, was gefordert wurde, das kostete mich genug Kraft – wozu sollte ich mich noch zusätzlich anstrengen? Das hatte schließlich niemand verlangt. Und von kleinen aufgeklebten Smileys, die die Gleichaltrigen für ihre schöne Schrift sammelten, hielt ich ohnehin nichts – das waren meine Hefte, da hatte niemand etwas hineinzukleben!

Später war es in der Schule vorgesehen, dass man an der Skifreizeit teilnahm. Was meinen Mitschülern großen Spaß machte, war für mich demütigend. Natürlich stellte ich mich auch beim Skifahren ungeschickt an, vor allem das Bremsen fiel mir schwer. Ich mochte es, mit großer Geschwindigkeit in ungelenker Technik den Hang hinabzufahren, aber ich konnte bei Hindernissen nicht ausweichen und nicht abbremsen. Selbstverständlich waren meine Lehrer von dieser Technik nicht sehr begeistert, sodass man mir nahelegte, künftig auf das Skifahren zu verzichten und mich stattdessen den beiden Mitschülern anzuschließen, die ebenfalls nicht Ski fuhren, und gemeinsam mit ihnen andere Dinge zu unternehmen. Das aber gelang mir nicht, und so wartete ich darauf, dass diese Tage endlich vorüber waren und wir nach Hause fuhren. Oft lag ich nachts wach und hörte zu, worüber sich die anderen Mädchen unterhielten. Das war völlig außerhalb meines Erfahrungshorizonts und langweilte mich.

Es war eine schlimme Zeit voller Demütigungen und voller Stress.

Inzwischen aber habe ich auch im sportlichen Bereich meinen Weg gefunden, mit meinen Möglichkeiten eben. Das Nordic Walking finde ich für mich sehr geeignet, denn es kaschiert durch den Stockeinsatz meine motorische Ungeschicklichkeit, und die Schnelligkeit, die ich wegen der nur mühsam aufeinander abgestimmten Bewegungen nicht bieten kann, spielt dafür keine Rolle. Es macht mir Spaß und tut mir gut, auf diese Weise im Freien aktiv zu sein, anderen Menschen kurz zu begegnen und ansonsten die frische Luft zu genießen.

Bis heute jedoch spielen meine motorischen Auffälligkeiten auch im Alltag eine Rolle. Mein Gangbild wirkt ebenso wie die Körpersprache merkwürdig, und auch ich selbst nehme meine Körperhaltung als steif und meine Bewegungen als ungelenk wahr.

Bei manchen Aktivitäten werden mir diese Schwierigkeiten immer wieder schmerzlich bewusst. So unternahm ich einen Ausflug zu einem kleinen See tief im Odenwald, der mir als Ziel empfohlen worden war und den auch ich selbst sehr schön fand. Ich hatte geplant, um den See zu laufen, mich danach auf eine Bank oder auf die Wiese zu setzen, eine Weile auszuruhen und es mir gut gehen zu lassen. Ich konnte nicht wissen, dass ein etwas abschüssiger Weg von dem Parkplatz, wo ich mein Auto abstellte, zum See führte. Beim Anblick dieses Weges hatte ich bereits einige Bedenken, aber ich wollte an mein Ziel gelangen und machte mich daher auf den Weg. Leider wusste ich schon nach wenigen kurzen Schritten nicht mehr weiter und stand eine Weile reglos da, weil ich Angst hatte, abzurutschen und hinunterzufallen, auch wenn es nicht besonders steil war. Ich überlegte, was zu tun war, aber ich fand lange Zeit keine Lösung, entweder vor- oder rückwärts zu gelangen. Ich steckte in einer ziemlich schwierigen Lage. Vorsichtig überlegte ich mir, einen Fuß ein kleines Stück zu bewegen, aber ich schaffte es nicht, die Bewegungen richtig zu koordinieren, ich wusste nicht, wie groß der Schritt sein musste und wie weit ich das Knie beugen sollte, um entsprechend der abschüssigen Strecke Fuß fassen zu können. Es ging einfach nicht, und so entschied ich mich schließlich dafür, mich auf den Hosenboden zu setzen und hinabzurutschen. Zum Glück war kein anderer Besucher in der Nähe, ich hätte mich ziemlich geschämt. Später kamen dann einige Leute, als ich auf der Bank saß, ich sah sie mühelos und in kurzer Zeit den Weg hinabsteigen, was mich doch ziemlich frustrierte.

Manche Schwierigkeiten lassen sich also nicht komplett ausschalten. Aber heute muss ich im Gegensatz zu früheren Zeiten nicht mehr versuchen, mit den anderen mithalten zu können. Ich bewege mich so, wie es mir eben möglich ist, weil mir das guttut. Die grazilen und nicht selten elfengleichen Bewegungen anderer Frauen sind Lichtjahre entfernt und werden es auch bleiben, und inzwischen ist das meistens auch in Ordnung für mich.

Depressionen

In früheren Jahren litt ich häufig unter depressiven Phasen, durch meine stabile Lebenssituation und die gute kontinuierliche therapeutische Begleitung hat sich in dieser Hinsicht glücklicherweise jedoch vieles für mich verbessert. So muss ich heute nicht mehr diese ganz schlimmen Zustände erleben und merke auch, dass meine Depressionen längst nicht mehr so lange andauern, während ich früher oft das Gefühl hatte, niemals wieder gesund werden zu können.

Depressiv wurde ich meist vor allem dann, wenn meine Struktur wegzubrechen drohte, also in Zeiten mehrerer Veränderungen, die für mich großen Stress bedeuteten, oder in Momenten, in denen ich mir übergroße Sorgen um meine Zukunft machte. Auch der Wunsch nach Freundschaft und Partnerschaft bei gleichzeitigem Erkennen der Schwierigkeiten und Unzulänglichkeiten auf diesem Gebiet war ein häufiger Auslöser.

Es fiel mir dann sehr schwer, meinen normalen Tagesablauf einzuhalten. Ich kam morgens kaum aus dem Bett, obwohl ich sonst zu den Frühaufstehern gehöre, und gegen Nachmittag wurden mein Antrieb und meine Stimmung eher schlechter, sodass ich auch im Tagesverlauf keine Kraft hatte, was ich als besonders beeinträchtigend empfand. Ich konnte nicht durchschlafen, wachte mehrmals in der Nacht auf, grübelte vor mich hin und dachte über meine Zukunft nach. Alles erschien mir aussichtslos, ich hatte Angst, dem Leben mit all seinen Herausforderungen nicht gewachsen zu sein und die Anforderungen des Alltags niemals bewältigen zu können.

In letzter Zeit jedoch habe ich das Gefühl, ein bisschen mehr Sicherheit zu bekommen im Umgang mit diesen depressiven Phasen. Sie werfen mich nicht mehr so völlig um. Ich habe außerdem gemerkt, dass ich auch selbst durch hilfreiche Maßnahmen einiges zu meiner Gesundung beitragen kann. Dazu gehören vor allem die Dinge, die ich gern mache. Aber es ist wichtig, dass ich sie in diesen Zeiten in meiner Geschwindigkeit tun kann und mich nicht an den Möglichkeiten anderer Menschen orientieren muss.

Falls es möglich ist, fahre ich deshalb in depressiven Phasen für ein paar Tage in die Natur oder, bei entsprechender Witterung, noch lieber in den Schnee. Ich überlege mir dafür einen angemessenen Tagesplan, der kurze Phasen der Aktivität und lange Erholungszeiten umfasst, gehe in einer ruhigen Umgebung spazieren, ziehe mich danach in mein Zimmer zurück, nehme ein Bad und höre schöne Musik. Allmählich kann ich die Unternehmungen etwas ausdehnen, wenn ich merke, dass ich wieder mehr Antrieb bekomme und mir mehr Aktivität zutrauen kann.

Auch habe ich das Glück, regelmäßig mit meiner Therapeutin in Kontakt zu sein. So können wir rasch hilfreiche Maßnahmen überlegen, wenn es mir nicht gut geht. Manchmal kann ich sie dann auch anrufen oder ihr schreiben, wenn ich etwas im Gespräch nicht gut ausdrücken kann. Eine gute Strategie ist es auch, am Abend alles aufzuschreiben, was mir in den Sinn kommt, nur für mich. Das hilft mir sehr.

Arztbesuche

Es dauerte lange, bis ich diesen Bereich für mich zufriedenstellend lösen konnte. Bis dahin hatte ich keine wirklichen Ansprechpartner für Gesundheitsfragen. Natürlich kann ich als Ärztin manches selbst erledigen, trotzdem ist auch für mich eine vertrauensvolle Zusammenarbeit, zumindest mit Hausarzt, Gynäkologen und Zahnarzt, notwendig.

Über viele Jahre hinweg war es mir also nicht möglich, Vorsorgeangebote in Anspruch zu nehmen, meinen Impfschutz aufzufrischen oder den Zahnstatus überprüfen und ausbessern zu lassen. Viele Leute verstanden das nicht, deshalb lauteten die Tipps oft, einfach mal hinzugehen, aber so einfach war und ist das für mich eben leider nicht.

Schon im Wartezimmer stoße ich oft an meine Grenzen. Manche Patienten unterhalten sich, von der Anmeldung hört man das Faxgerät rattern und das Telefon klingeln, bei geöffnetem Fenster kommt der Straßenlärm hinzu. Im Personal-Aufenthaltsraum nebenan sind Spülmaschine, Wasserkocher und Kaffeeautomat in Betrieb. Hinzu kommen die vielen Menschen mit ihren unterschiedlichen Körpergerüchen oder Parfums, der volle enge Raum, die Ungewissheit, wie lange es noch dauern wird, bis man mich aufruft, und die Unsicherheit, wie der Kontakt dann ablaufen wird. Das alles sind für mich häufig unüberwindbare Hürden, sodass ich manchmal bereits an dieser Stelle aufgeben und die Praxis wieder verlassen muss.

Falls ich aber tatsächlich mal einen Schritt weiterkomme, fällt es mir schwer, mein Anliegen darzulegen, noch dazu in der geforderten Zeit, denn oft vermittelt mir der Arzt als mein Gegenüber, dass er nur wenig Zeit hat für meine Untersuchung und Behandlung, wie das in der Medizin ja leider oft der Fall ist. Ein hektischer ärztlicher Kollege trägt aber eben nicht gerade dazu bei, dass ich mich wohler fühle, im Gegenteil. Bei Aufregung und unter Zeitdruck ist es für mich noch schwerer als sonst, schnell auf den Punkt zu kommen und dabei vor allem nichts Wichtiges zu vergessen. Meine Körperwahrnehmung ist eingeschränkt, deshalb kann ich die bestehenden Beschwerden manchmal auch gar nicht so recht wahrnehmen und dann eben auch nur schlecht beschreiben. Dann kann es passieren, dass man mein Leid nicht wirklich erkennt, weil ich offenbar äußerlich relativ unbeeinträchtigt wirke. In solchen Fällen ist es manchmal eine Hilfe, schriftlich mein Anliegen darzulegen, was mir leichter fällt. Und schließlich bedeutet auch die körperliche Untersuchung als solche eine große Herausforderung, insbesondere dann, wenn ich die Ungeduld des Gegenübers spüre, weil ich offenbar auch beim Entkleiden zu langsam bin.

Als ich die Problematik erkannt hatte, merkte ich, dass ich um Hilfe bitten musste, wenn ich diesen Bereich für mich einigermaßen lösen wollte. Ich berichtete meiner Psychotherapeutin davon; sie nannte mir eine verständnisvolle Zahnärztin, denn meine Angst vor einer Zahnbehandlung und meine Empfindlichkeit bei Berührungen vor allem im Gesichtsbereich kamen in diesem Fall erschwerend hinzu. Dennoch wollte ich damit beginnen, und in einem Vorgespräch mit der Zahnärztin konnten wir einen Plan überlegen, der schließlich auch gut funktionierte. Seither vereinbare ich halbjährliche Termine für Kontrolluntersuchungen und komme damit gut zurecht, wenngleich ich noch immer voller Aufregung und Angst auf dem Behandlungsstuhl liege. Aber die verständnisvolle Medizinerin kennt mich und meine Bedürfnisse inzwischen sehr gut und kann damit umgehen.

So ähnlich ist es auch bei meiner Psychiaterin, wo man inzwischen weiß, dass es mir sehr hilft, wenn ich die Wartezeit entweder draußen auf der Treppe oder aber vollständig außerhalb des Gebäudes verbringen kann. Ich bekomme also jeweils schon an der Anmeldung die Information, wie lange es ungefähr noch dauern wird, und kann dann für mich entscheiden, ob ich in der Zwischenzeit ein bisschen spazieren gehen möchte. Das ist eine sehr gute Vorgehensweise, die aber nur deshalb möglich ist, weil ich klar die Problematik benannt habe.

Klinikaufenthalte

Wegen meiner Kniebeschwerden musste ich mehrfach in verschiedenen Kliniken operiert werden. Teilweise war es für mich doch sehr schwer, auf engem Raum mit den anderen Patienten zusammen zu sein und mich mit ihnen zu unterhalten. Auch war mir dort immer langweilig, ich wollte nicht nur herumliegen. Zum Glück gab es meist eine Kapelle oder einen Andachtsraum, wo ich öfter zu finden war, natürlich auch deshalb, um immer wieder einmal ungestört und allein zu sein und etwas Zeit für mich zu haben. Manchmal war auch eine Patientenbibliothek vorhanden, wo ich mir ein Sachbuch ausleihen konnte.

Interessant fand ich es, auf diese Weise Einblick in die Medizin zu erhalten. Ich konnte mir ein Bild über die Aufgaben der Ärzte machen und davon, wie Untersuchungen abliefen und wie die Vorbereitungen und Nachbehandlungen der Operationen aussahen. Ich kaufte mir ein Orthopädie-Fachbuch von einem in Fachkreisen bekannten Autor und lernte die jeweiligen Arbeitsschritte der Operationen auswendig, die bei mir anstanden. Ich fand es ein bisschen verwunderlich, dass manche Ärzte die einzelnen Schritte selbst nicht wussten, als ich sie danach fragte. Und die Ärzte fanden diese Fragen aus dem Mund einer Jugendlichen und mein Wissen darüber wohl nicht weniger merkwürdig. Manchmal schickten sie mir den Oberarzt, damit ich mich mit ihm über die Operationstechniken austauschen konnte. Die Oberärzte waren meistens ganz nett und beantworteten geduldig meine Fragen.

Schließlich musste ich auch für insgesamt vier Wochen in eine Reha-Klinik. Das war eine sehr schlimme Zeit, ich bekam Krankengymnastik im Einzel- und Gruppensetting sowie im Wasser, außerdem sollte ich Termine für Fango und Massagen im Schulter-Nacken-Bereich wahrnehmen. Der Grund dafür erschloss sich mir nicht, denn das hatte ja mit meinem Bein nichts zu tun. Aber die Klinik war vor allem für ältere Leute vorgesehen, und da gehörte so etwas wohl dazu.

Jedenfalls konnte ich die Anwendung von Fango nicht tolerieren, ich mochte das heiße Material auf meinem Körper nicht. Und Massagen waren natürlich erst recht nicht möglich, ich ließ den Masseur gar nicht erst in meine Nähe. Man schickte mir eine Frau, aber das war ja nicht das Problem, deshalb ging es bei ihr auch nicht. Schließlich bekam ich gesagt, ich könne die Massage-Termine ausfallen lassen und die Fango-Anwendungen ebenfalls.

Was die Krankengymnastik betraf, so machte ich leider keine wesentlichen Fortschritte. Es war mir nicht möglich, die verlangten Übungen durchzuführen, da ich nicht wusste, wie man die jeweiligen Muskelgruppen anspannte. Ich hatte keine Kontrolle darüber und wusste nicht, was ich tun sollte, auch die Physiotherapeuten konnten mir leider nicht dabei helfen.

Nicht nur die Anwendungen empfand ich als ziemlich frustrierend, auch mit den Essenszeiten hatte ich meine Probleme. Ich bekam eine nette Tischnachbarin zugewiesen, aber da ich es nicht gewohnt war, mit Fremden zu essen, war es mir anfangs kaum möglich, einen Bissen anzurühren, wenn sie dabeisaß. Zum Glück war sie unpünktlich, sodass ich oft aufessen konnte, bevor sie kam. Und glücklicherweise hatte ich wenigstens ein Einzelzimmer und somit eine Rückzugsmöglichkeit, wenn mir alles zu viel wurde.

Strategien, Wege und mögliche Lösungen

Gesunde Ernährung – mögliche Hilfen

Es ist wichtig, Menschen mit Autismus im Hinblick auf eine gesunde Ernährung zu unterstützen. Häufig muss man ihnen dafür ein paar Anleitungen geben:

- Wenn es schwerfällt, die benötigte Nahrungsmenge richtig einzuschätzen, kann man sich mit festen Plänen behelfen, um ein Gefühl zu bekommen für die Menge, die angemessen und notwendig ist.
- Die meisten autistischen Kinder haben einige wenige Lieblingsspeisen, die in aller Regel nicht zu den gesündesten gehören. Hilfreich kann es sein, Obst und Gemüse etwa »mundgerecht« in kleinen Stücken zu servieren. Und auch die Wertschätzung gesunder Nahrungsmittel durch die Bezugspersonen ist wichtig. Wenn man das Eis zum Nachtisch nur dann »als Belohnung« anbietet, wenn das Kind zuvor auch den Gemüseteller aufgegessen hat, so suggeriert dies, dass Gemüse auch für Erwachsene eher ein »lästiges Übel« darstellt.
- Viele Kinder mit Asperger-Syndrom sind sehr an wissenschaftlichen Zusammenhängen interessiert. Dann kann es sinnvoll sein, ihnen die Hintergründe einer gesunden Ernährung zu erläutern.
- Oft werden Speisen einer speziellen Konsistenz abgelehnt, weil diese nicht ertragen werden kann. In der Regel muss man solche Nahrungsmittel vermeiden, dafür lassen sich aber oft ähnliche Speisen mit einer anderen Konsistenz finden.
- Insgesamt ist es wichtig, Verständnis für die Auffälligkeiten im Hinblick auf die Ernährung aufzubringen und nicht immer wieder verzweifelte (und meist zum Scheitern verurteilte) Versuche zu unternehmen, die Nahrungsgewohnheiten zu verändern.
- In Schule oder Beruf sollte man einen ruhigen Ort finden, wo man sich entspannen und ungestört essen kann. In aller Regel ist das nicht die Kantine.
- Insgesamt sollte man versuchen, die Ernährung so flexibel wie möglich zu gestalten. Ein sehr starres Essverhalten mit nur wenig Varianz

erschwert im Erwachsenenalter sehr die Selbstständigkeit sowie die Teilhabe in Beruf und Gesellschaft.

Sportliche Aktivitäten – hilfreiche Maßnahmen für Vereins- und Schulsport

Um auch Menschen mit Autismus im Hinblick auf sportliche Aktivitäten eine Teilhabe zu ermöglichen, muss man ein paar Grundsätze berücksichtigen:

- Häufig bieten sich Individualsportarten an, also laufen, walken, Rad fahren, schwimmen, Kanu fahren, Skilanglauf etc. Aber auch Mannschaftssportarten können möglich sein, wenn die Rahmenbedingungen passen.
- Der betroffene Mensch muss sich selbst aussuchen dürfen, welche sportliche Aktivität für ihn geeignet und machbar ist.
- Man muss das Bedürfnis nach festen Strukturen, vorhersehbaren Abläufen, Verlässlichkeit und Kontinuität berücksichtigen. Sportliche Aktivitäten, die kurzfristig und spontan erfolgen, sind für autistische Menschen weniger geeignet, besser sind Trainingsmöglichkeiten zu einer festen Uhrzeit am jeweils gleichen Ort.
- Anfangs ist es oft hilfreich, Bezugspersonen einzubeziehen.
- Es sollten Rückzugsräume zur Verfügung stehen.
- Da die schlechte Körperwahrnehmung autistischer Menschen oft kein intuitives oder auf Imitation aufgebautes Training möglich macht und Bewegungsabläufe der anderen deshalb meist nicht einfach nachgemacht werden können, ist es günstig, vieles zu visualisieren, Bewegungsabläufe z. B. im Spiegel anzusehen und gezielt zu unterstützen.
- Anforderungen müssen immer bezogen sein auf die konkreten Möglichkeiten, die der Einzelne hat. Sport, auch Leistungssport, ist auch für denjenigen Menschen positiv, der nicht ganz oben auf dem Treppchen steht.
- Für den Schulsport ist manchmal eine Befreiung nötig, wenn er eine Überforderung bedeutet.
- Vor allem aber darf man den Menschen mit Autismus nicht permanent

dem Spott und den Demütigungen durch die Mitschüler aussetzen. Statt die Schüler selbst ihre Mannschaften bestimmen zu lassen, kann man z. B. auch Lose vorbereiten. Und so gibt es viele kleine Maßnahmen, die nicht viel Arbeit machen, aber einiges erleichtern können.

- Der Kontakt zu den Kameraden sollte angeleitet werden; etwaige Hänseleien müssen frühzeitig unterbunden werden.
- Sinnvoll ist eine sportliche Einzelförderung, um an Motorik und Wahrnehmung zu arbeiten und häufige Auffälligkeiten wie ungelenk wirkendes Gangbild (u. a. durch den oft verringerten Muskeltonus), gehäufte Stürze und ungeschickte Bewegungsabläufe zu vermindern. Dadurch lässt sich auch die Gesamtsituation oft deutlich verbessern.

Psychische Begleiterkrankungen

Jeder Mensch erlebt gute wie weniger gute Phasen, das ist normal. Aber gerade bei Menschen mit Autismus kommt es gehäuft auch zu manifesten psychischen Begleiterkrankungen, insbesondere zu Ängsten und Depressionen.

Die Tatsache, dass sie sich oft einsam und isoliert fühlen, große Schwierigkeiten beim Einordnen ihrer Gefühle haben und es ihnen schwerfällt, über diese ihre Emotionen zu sprechen, prädestiniert die Betroffenen für depressive Episoden.

Und auch Ängste werden häufig beschrieben, sowohl solche unspezifischer Art als auch ganz konkrete Sorgen, etwa im Hinblick auf Veränderungen, die Zukunft oder den Kontakt mit anderen Menschen, Angst, Fehler zu machen, etc. Insgesamt beschreiben viele Betroffene, dass Angst die Emotion ist, die in ihrem Leben die größte Rolle spielt und die sich nicht selten auch körperlich bemerkbar macht.

Veränderungen, Wechsel der täglichen Routine, unzureichende Strukturierung oder unangenehme Umgebungsbedingungen (überfüllte bzw. laute Umgebung etc.), Probleme in der Kommunikation und Schwierigkeiten, sich verständlich zu machen, können Ängste genauso wie Depressionen zur Folge haben.

Hilfreich kann es dann sein,

- den Tag gut zu strukturieren, um ein »stützendes Gerüst« zu haben, die Aktivitäten so durchzuführen wie geplant und möglichst wenige kurzfristige Veränderungen einzubauen,
- genug Zeit für sich selbst einzuplanen (falls möglich, evtl. einen Tag in der Woche völlig ohne Termine freihalten: »nur für mich«),
- Aufgaben und Anforderungen ggf. versuchen zu streichen, falls sie überfordern,
- regelmäßige Mahlzeiten zu sich zu nehmen und dabei besonderen Wert auf gesundes und nahrhaftes Essen zu legen, Alkohol zu meiden und Koffein nur in Maßen zu genießen,
- täglich etwas Bewegung einzuplanen; schon ein Spaziergang in der Natur kann das Befinden oft verbessern; wichtig ist es aber, damit klein anzufangen und sich nicht zu überfordern,
- Kontakte zu Tieren einzubauen (werden oft als sehr angenehm beschrieben),
- eine angenehme Temperatur zu schaffen (bei der Arbeit, zu Hause etc.),
- vor dem Zubettgehen entspannende Tätigkeiten vorzunehmen, spätabends nichts Aufregendes oder Aktivierendes mehr durchzuführen (auch Sport vor dem Schlafengehen ist meist ungünstig),
- insgesamt zu versuchen, täglich etwas Schönes zu unternehmen, das einem Freude bereitet,
- Kontakt zu halten zur Familie bzw. zu Freunden,
- sensorische Reize zu minimieren, z. B. durch eine ruhige, reizreduzierte Umgebung,
- Entspannungsmaßnahmen möglichst bereits in guten Zeiten zu erlernen und anzuwenden (z. B. Achtsamkeitsmeditation),
- sich nicht nur auf Schwierigkeiten und Probleme, sondern vor allem auch auf die eigenen Stärken, Ressourcen und Fähigkeiten zu fokussieren, evtl. ärztliche und / oder therapeutische Hilfe in Anspruch zu nehmen,
- vor allem nicht mutlos zu werden und sich zu vergegenwärtigen, dass sich die Situation wieder bessert und die Ängste bzw. Depressionen auch wieder verschwinden werden.

Mögliche Hilfen bei Arztbesuchen – Maßnahmen für Ärzte und Patienten

Als autistischer Mensch, der seine Auffälligkeiten gut kennt, kann man im Hinblick auf Arztbesuche gezielte Maßnahmen für die eigene Person überlegen. Aber auch Ärzte können einen autistischen Patienten unterstützen, indem sie (vgl. Preißmann: Autismus und Gesundheit, Verlag W. Kohlhammer 2017)

- gut mit den Bezugspersonen (in aller Regel Angehörigen oder Betreuern) zusammenarbeiten und deren Beobachtungen unbedingt Beachtung schenken (auch kleinste Zeichen von Unwohlsein, die nur das engste Umfeld erkennen kann, können nicht selten auf eine ernste Erkrankung hinweisen, die man ansonsten leicht übersehen könnte);
- sich trotzdem aber dem betroffenen Menschen selbst zuwenden und ihn selbst anhören, statt nur mit den Bezugspersonen über ihn zu sprechen (»Wie geht es ihm denn?« – häufig bereits erlebt!);
- den Patienten ausreden lassen, auch wenn er ein bisschen länger braucht, um in Ruhe nachzudenken und sein Anliegen auszudrücken;
- Gesprächspausen zulassen und nicht gleich weitere Fragen stellen, die den Patienten in der Summe oft überfordern;
- ihm möglichst detaillierte Informationen über seine Erkrankung und über die vorgesehenen (Untersuchungs-)Maßnahmen geben, damit er weiß, was ihn erwartet;
- sensibel, aber ehrlich über den Gesundheitszustand Auskunft geben und auf (meist durchaus gut gemeinte) Unehrlichkeit verzichten;
- konkrete und unmissverständliche Formulierungen wählen, auf Redewendungen und Ironie möglichst verzichten, um Missverständnisse zu vermeiden;
- die Wahrnehmungsbesonderheiten autistischer Menschen berücksichtigen (veränderte Schmerz- und Körperwahrnehmung etc.) und mögliche Symptome explizit erfragen, weil sie oft nicht von selbst berichtet werden;

- die Wartezimmersituation entschärfen, also den Betroffenen nicht zu lange dort warten oder evtl. nochmals weggehen lassen, wenn es länger dauert;
- Berührungen und andere unangenehme Maßnahmen vorher ankündigen, bei taktiler Überempfindlichkeit ggf. Hilfen überlegen (man kann z. B. den Bauch auch mal durch ein dünnes T-Shirt abtasten, wenn die Untersuchung für den Patienten anders nicht möglich ist);
- insbesondere bei unangenehmen Maßnahmen das Spezialinteresse des Patienten zur Ablenkung und Beruhigung nutzen (z. B. auf dem Handy spielen lassen bei Blutentnahmen etc.);
- wichtige Informationen (Einnahmehinweise der verordneten Medikation, Folgetermine etc.) möglichst aufschreiben, damit der Betroffene diese in Ruhe zu Hause nachlesen kann und nichts vergisst, weil er zu aufgeregt war;
- in jedem Einzelfall nachfragen, was für den jeweiligen Patienten hilfreich ist.

Menschen mit Autismus selbst können

- bei Routineterminen den Arzt schon im Vorfeld über den Autismus und die damit verbundenen Schwierigkeiten und Auffälligkeiten informieren, z. B. per E-Mail oder Brief;
- Termine zu Beginn oder am Ende der Sprechstunde bevorzugen, wenn das Wartezimmer noch nicht oder nicht mehr so voll ist;
- wichtige Informationen für den Arzt (aktuelle Beschwerden, Fragen, Anliegen etc.) aufschreiben, damit in der Eile nichts vergessen wird;
- sich auch während des Termins Notizen machen über alles Wichtige (Einnahmehinweise der Medikation, Informationen etc.);
- für schwierige Terminvereinbarungen oder auch als Begleitung bei problematischen Terminen (z. B. beim Frauenarzt oder Zahnarzt) Unterstützung durch Familie, Bekannte oder Therapeuten (z. B. Ergotherapeuten) in Anspruch nehmen.

Klinikbehandlung

Eine Krankenhausbehandlung stellt meist ein großes Problem dar, aber auch hier lassen sich einige Hilfen definieren:

- Kenntnisse über Autismus sind wichtig für Ärzte und Therapeuten, aber auch für die übrigen Mitarbeiter des Gesundheitswesens, insbesondere Pflegepersonal und Mitarbeiter des Rettungsdienstes. Nötig sind Fachkräfte, die offen dafür sind, sich auf ungewöhnliche Patienten und deren besondere Bedürfnisse einzustellen.
- Wichtig ist ein separater ruhiger Raum als Rückzugsort, wo z. B. auch die Aufnahmeformalitäten stattfinden können.
- Das häufig verminderte Schmerzempfinden muss bedacht werden, im Zweifel sind mehr Zusatzuntersuchungen nötig als bei anderen Menschen (Röntgen, Sonografie etc.).
- Ein schriftlicher Wochenplan mit den üblichen Stationsroutinen, dem Speiseplan etc. ist hilfreich.
- Wichtig sind kontinuierliche Bezugspersonen aus Pflege und ärztlichem Dienst, die sich auf den betroffenen Menschen einstellen und auf seine Besonderheiten z. B. im Hinblick auf Untersuchungen und pflegerische Verrichtungen Rücksicht nehmen können.
- Eine gute Zusammenarbeit mit dem sozialen Umfeld, also Eltern sowie ggf. Betreuern und Therapeuten, sollte selbstverständlich sein. Eltern können ihr Kind am besten einschätzen und deshalb Veränderungen des Befindens meist schneller bemerken und oft besser einordnen als andere.
- Eine gute Planung für die anschließende ambulante Weiterbehandlung ist notwendig. Wichtige Informationen für den betroffenen Menschen, z. B. Termine oder Einnahmehinweise der verordneten Medikamente, sollten möglichst schriftlich mitgeteilt werden.
- Gemeinsam muss man weitere für den Einzelfall passende Hilfen überlegen.

Wahrnehmungsbesonderheiten

Überempfindlichkeiten und Reizüberflutung

»Neben der Traurigkeit über die Schwierigkeit, Freundschaften zu schließen, ist dies der Bereich, der mich am meisten beeinträchtigt. Ich habe sowohl Über- als auch Unempfindlichkeiten und erlebe Zustände der Reizüberflutung, die andere Menschen bei sich nicht kennen und deshalb oft nicht wirklich nachvollziehen können.

Problematisch waren für mich schon immer vor allem Kombinationen mehrerer Sinneseindrücke. Die vielen verschiedenen Kinder, die im Kindergarten oder später im Schulhof laut durcheinanderwirbelten, schafften mich völlig, ich war oft überreizt. Intuitiv fand ich jedoch eine sinnvolle Maßnahme für mich, die mir sehr half: Wieder zu Hause angekommen, legte ich mich in meinem Zimmer auf den Boden, schnappte mir den Couchtisch, drehte ihn um und zog ihn mit der Tischplatte nach unten zu mir herüber, um ihn dann auf mich zu legen. Der feste Druck beruhigte mich rasch, aber für meine Eltern wird das sicher reichlich merkwürdig ausgesehen haben – falls sie es denn bemerkt haben, denn ich bemühte mich nach Kräften, solche Aktionen möglichst zu verbergen, da ich natürlich merkte, dass andere Leute so etwas nicht taten. Ich wollte nicht, dass man mich für merkwürdig hielt, was mir ohnehin oft genug vorgeworfen wurde. Solche Äußerungen hielt ich übrigens für vollkommen sinnlos – was hätte ich darauf denn antworten sollen? Ich war so, wie ich eben war; warum ich so war, wusste ich ja auch nicht, und dass ich anders war als Gleichaltrige, das merkte ich auch selbst.

Das Leben war damals täglich aufs Neue brutal anstrengend. Geräusche, Gerüche, Berührungen und andere taktile Reize sowie visuelle Eindrücke überforderten mich. Wenn meine Eltern den Staubsauger benutzten, flüchtete ich entsetzt in mein Zimmer. Selbst besitze ich nun ein besonders geräuscharmes Exemplar, mit dem ich zurechtkomme. Schon immer mochte ich die Natur, war aber im Sommer sehr leicht geblendet. Gleichzeitig fiel es mir jedoch schwer, den Bügel einer Sonnenbrille auszuhalten. Viel später erst entdeckte ich, dass Plastikbügel erträglicher waren als solche aus Metall. Künstliches Licht in Innenräumen war mir ebenso unangenehm wie Discobesuche. Wenn sich mehrere Menschen parallel miteinander unterhielten, konnte ich die einzelnen Gespräche nicht auseinanderhalten und kam nicht mit. Ein Gespräch bei gleichzeitiger Hintergrundmusik war mir nicht möglich, schon deshalb hatte ich in Discotheken nichts zu suchen. Dort sollte ich bei all dem sensorischen Chaos auch noch tanzen und mich dabei einigermaßen angemessen bewegen, was mir nicht gelang – ich stolperte herum, weil ich überreizt war. Blinkendes Licht in wechselnden Farben und Intensitäten, schrecklicher Lärm, hüpfende Menschenmassen, die sich an mir vorbeidrängten – das alles ließ meinen Magen und mein Nervenkostüm rebellieren. Wenn ich nach nur wenigen Stunden wieder zu Hause war, benötigte ich den Rest des Wochenendes, um mich von diesem Albtraum wieder zu erholen. Rasch erkannte ich, dass es für mich eine sinnvollere Freizeitgestaltung gab, aber natürlich brachte mir das keine Sympathien bei den Klassenkameraden ein.

Dazu trug auch die Tatsache bei, dass ich nur weiche Stoffe auf meiner Haut ertrug und kratzige oder steife Stoffe wie feste Jeans deshalb nicht anziehen konnte. Wasser, das mir ins Gesicht spritzte, ging gar nicht, und so konnte ich lange nicht duschen, weil ich dann, wenn ich mich darauf konzentrieren musste, meine Haare zu waschen, mich nicht gleichzeitig noch auf den Beinen halten konnte. Also ging das nur im Sitzen, in der Duschwanne etwa oder der Badewanne. Lange zerbrach ich mir darüber den Kopf, weshalb mir solch scheinbar banale Dinge nicht gelangen, die für andere ganz selbstverständlich waren.

Einige Mühe hatten meine Eltern auch mit meiner Nahrungsaufnahme. Breiige, »matschige« oder »schleimige« Konsistenzen konnte ich auf meinem Gaumen nicht ertragen, sie lösten einen Würgereflex aus, was sehr unangenehm war. Bis heute esse ich deshalb weder Kartoffelpüree noch Apfelmus, Pudding oder Mousse au Chocolat. Das ist kein Problem und lässt sich leicht vermeiden, als Kind aber suchte ich oft verzweifelt nach Erklärungen für diese oder andere Auffälligkeiten. Auch mussten bis ins Erwachsenenalter hinein die einzelnen Bestandteile eines Menüs streng getrennt auf meinem Teller oder sogar auf mehreren Tellern liegen, damit keine Komponente mit einer anderen in Berührung kam. Soßen lehnte ich ab, sie machten das Essen ja »matschig«.

Meine sensible Geruchswahrnehmung spielte auch im Kontakt mit anderen Menschen eine Rolle. Einige Leute rochen so furchtbar, dass ich mich ekelte, auch dann, wenn sie gewaschen und sauber angezogen waren. Manchen Körpergeruch konnte ich einfach kaum ertragen. Entsprechend unangenehm waren solche Orte, an denen es sehr starke Gerüche gab, etwa Parfümerien, Linienbusse, Toiletten oder auch enge Räume, in denen sich viele Personen aufhielten. Ich bin sehr dankbar, dass das Rauchen in öffentlichen Gebäuden, Restaurants und Cafés, an Bahnhöfen und in Zügen schon lange nicht mehr gestattet ist. In dieser Hinsicht war mein Leben früher sehr viel anstrengender.

Auffällig war auch, dass mein Geruchssinn oft mit dem Geschmack »verknüpft« war, andere Menschen aber z. B. nicht wahrnahmen, dass eine Speise, die im Kühlschrank zusammen mit stark riechenden Lebensmitteln aufbewahrt wurde, dann auch geschmacklich die Eigenschaften dieser Nahrung annahm, und das auch bereits nach nur kurzer Zeit. Immer wieder bekam ich mitgeteilt, ich sei »zu empfindlich«, das könne doch gar nicht sein. Häufig merkte ich, dass meine Wahrnehmung anders war als die meiner Familie. Aber weil ich dafür eben noch keine Erklärung hatte, verzweifelte ich oft an meinen Auffälligkeiten. Und – ja, ich war tatsächlich empfindlicher als die meisten anderen Menschen, das hatte mein Umfeld schon richtig erkannt.

Manches ist auch heute noch problematisch, etwa der Kontakt meiner Haut mit bestimmten Materialien, z. B. Metall, das ich nicht ertragen kann. Deshalb mochte ich auch nie Schmuck tragen, weil er sich nicht gut anfühlte, sondern einen Brechreiz verursachte. Und auch bei

Stoffen muss ich nach wie vor sehr wählerisch sein und entscheide mich noch immer für weiche Textilien.

Im Kontakt mit anderen Menschen kann es manchmal schwierig sein, dass ich Umarmungen ablehne, die für viele Leute aber einfach dazugehören. Ich finde es wichtig, den Menschen zu erklären, dass es dabei um eine besondere Berührungsempfindlichkeit, nicht aber um mangelnde Zuneigung oder bösen Willen geht.

Vor allem dann, wenn ich sehr gestresst oder müde bin oder aber mein Tag zu wenig strukturiert verläuft, spielen die sensorischen Empfindlichkeiten eine deutlich größere Rolle als sonst. Es ist also wichtig für mich, die Rahmenbedingungen so zu gestalten, dass ich in allen Lebensbereichen gut zurechtkomme.

Andernfalls kann es zur Reizüberflutung kommen. Das ist ein sehr belastender und, falls er in der Öffentlichkeit auftritt, nicht selten auch potenziell gefährlicher Zustand, weil man in solchen Situationen sehr angreifbar ist für Menschen, die es nicht gut mit einem meinen. In früheren Jahren, als ich auf diesem Gebiet noch viel weniger Hilfen kannte als heute, musste ich auch hin und wieder Zustände der Reizüberflutung im Zug erleben. Die Symptomatik ist dann bei jedem betroffenen Menschen ein bisschen unterschiedlich, bei mir sah sie meist so aus, dass ich mich nicht mehr auf den Beinen halten konnte, Schweißausbrüche bekam, außerdem Kopfschmerzen und Übelkeit bis hin zum schwallartigen Erbrechen, begleitet von dem Gefühl, das alles nicht mehr aushalten zu können. Und wenn man in solchen Momenten im Zug sitzt und sich eben nicht in einer geschützten Umgebung befindet, wo man sich hinlegen kann, kann das sehr dramatisch werden. Ich empfehle also immer, gerade für diese Problematik, die andere Menschen nicht kennen und deshalb auch meist nicht einschätzen können, Maßnahmen zu überlegen.

Sehr geholfen hat mir gerade im Hinblick auf meine Wahrnehmungsbesonderheiten die Unterstützung durch die Ergotherapie, insbesondere bei diesen Überempfindlichkeiten. Aber das ist natürlich keine ganz schnelle Lösung, sodass man manchmal zusätzlich einfach mit Erklärungen arbeiten muss für das Umfeld, um für Verständnis zu werben und um Unterstützung zu bitten. Umgekehrt übrigens wunderte auch ich mich immer wieder einmal darüber, warum andere Menschen nicht ähnlich auf sensorische Reize reagierten wie ich.

Unterempfindlichkeiten

Daneben aber habe ich auch solche Auffälligkeiten im Bereich der Wahrnehmung, die in die andere Richtung gehen. Ich bin deutlich weniger empfindlich für Schmerzreize, als das bei den meisten anderen Menschen der Fall ist. Die Situation im Kindergarten habe ich bereits beschrieben, als ich mir das Bein gebrochen hatte. Schmerzen empfand ich damals nicht, ich bemerkte lediglich, dass ich nicht aufstehen konnte. Ähnlich war es später bei diversen kleineren Blessuren, was natürlich die Heilung etwas beeinträchtigte, da ich aufgrund der fehlenden Beeinträchtigung keinen Grund sah, mich zu schonen. So spielte ich mit einem gebrochenen Finger weiter Handball; ich bog ihn gerade, schiente ihn mit zwei Kugelschreibern, die ich mit etwas Tape und einer Mullbinde befestigte, und steckte die Hand in einen Torwarthandschuh. Das ist beim Handball nicht üblich, aber auch nicht unmöglich, und so kam ich zurecht. Insgeheim beglückwünschte ich mich in dieser Situation zu der Entscheidung, stets (viel zu) viele Utensilien mit mir zu führen, um für alle Eventualitäten gerüstet zu sein – manchmal ist das tatsächlich sinnvoll.

Bei einem schweren Allgemeininfekt vor wenigen Jahren schließlich konnte ich lange keine Ursache erkennen und versuchte irgendwann mithilfe meines Hausarztes, das anhaltend hohe Fieber durch Antibiotika zu bekämpfen. Auch beim dritten Versuch jedoch gelang das nicht. Ich entwickelte Schüttelfrost und schließlich auch Herzstolpern, was mich dann doch beunruhigte. Um alle denkbaren Ursachen auszuschließen, ging ich zu meiner Zahnärztin, die eine schwere Zahnvereiterung entdeckte. Glücklicherweise wusste ich aufgrund meiner medizinischen Ausbildung, dass ein solcher Zusammenhang möglich war. So konnte rasch die Grunderkrankung behandelt werden, und mein Befinden besserte sich schnell. Aber das hätte natürlich auch anders ausgehen können, denn wenn man Schmerzen nicht richtig wahrnimmt, besteht eben ein deutlich höheres Risiko auch für bedrohliche Zustandsbilder.

Ich kenne zahlreiche autistische Menschen mit auffälliger Schmerzwahrnehmung, meist sind sie unterempfindlich in dieser Hinsicht, in manchen Fällen gibt es aber auch eine erhöhte Empfindlichkeit für Schmerzreize. Solche Menschen werden dann oft als »Heulsuse« wahrgenommen. Auch kann das Schmerzempfinden sogar bei demselben Menschen in verschiedenen Situationen unterschiedlich ausgeprägt sein. Bei nur geringer Stimulation ist die Reaktion nicht selten übertrieben, während sie bei stärkeren Schmerzreizen manchmal vollständig unterbleibt, weil man dann offenbar »abschaltet und irgendwie funktioniert«. Daher gelingt es uns manchmal in solchen Momenten, die andere Menschen in Panik versetzen mögen, ruhig und angemessen zu reagieren, während uns banal erscheinende Ereignisse völlig aus der Bahn werfen können. Bei der Umgebung stößt das auf Unverständnis und führt nicht selten dazu, dass man uns und unsere Bedürfnisse nicht richtig einschätzen kann.

Zudem habe ich kein wirkliches Sättigungsgefühl und kann verschiedene Körperempfindungen nicht korrekt einordnen. Wenn es mir schlecht ging, wusste ich also nie wirklich, was mir in dieser Situation helfen könnte. Meist habe ich es als Hunger empfunden, was natürlich fatal war. Erst als Erwachsene habe ich mir für diese Schwierigkeiten effektive Hilfen erarbeitet, die anfangs einen exakten Plan beinhalteten, wann ich was essen sollte. Es dauerte lange, bis ich ein Gespür dafür entwickelte, welche Nahrungsmenge für mich richtig war und wie viel Flüssigkeit ich brauchte. Und wenn ich mich an diese Erfahrungswerte halte und mich dennoch nicht gut fühle, dann weiß ich inzwischen, dass andere Ursachen dafür verantwortlich sein müssen und es keinen Sinn hat, etwas zu essen.

Detailwahrnehmung

Meine ausgeprägte Detailwahrnehmung ist einerseits eine Stärke (ich kann kleine Veränderungen rasch erkennen), aber manchmal auch ein schweres Handicap, weil es mir dadurch oft nicht gelingt, Zusammenhänge zu erfassen und ganzheitlich wahrzunehmen. Das war in der Schule ein Problem, als es etwa darum ging, Romane zu lesen oder Filme im Gesamtkontext zu verstehen, macht sich aber auch heute noch bemerkbar, wenn ich z. B. bei einer Fortbildung in wenigen Sätzen zusammenfassen soll, worum es ging. Außerdem empfinde ich Veränderungen, und seien sie auch noch so geringfügig, als bedrohlich, und so ist der Alltag dann, wenn man auch kleinste Variationen sofort erkennt, häufig von Furcht geprägt. Da ist es gut nachvollziehbar, dass die meisten autistischen Menschen besonders oft Angst verspüren. Gleichförmigkeit auf der anderen Seite bedeutet für uns Sicherheit.

Meine Fähigkeit, rasch Details zu erkennen, ist in anderen Situationen aber ein unschätzbarer Vorteil. Es war leicht für mich, im Studium große Mengen an Einzelheiten zu lernen, und wenn ich ein Manuskript für ein neues Buch schreibe, erkenne ich oft kleinste Fehler in der Grammatik oder Rechtschreibung, auch solche, die anderen Menschen nicht immer auffallen. Es ist dann für mein Lektorat leichter, den Text durchzuschauen – und ich kenne auch einige autistische Menschen, die ihre berufliche Nische als LektorIn gefunden haben.

Strategien, Wege und mögliche Lösungen

Hilfen im Hinblick auf die Wahrnehmungsbesonderheiten

Bei Besonderheiten im Bereich der Wahrnehmung können folgende Maßnahmen hilfreich sein (vgl. Preißmann: Autismus und Gesundheit, Verlag W. Kohlhammer 2017):

- Maßnahmen, um akustische Reize zu verringern: Ohrenstöpsel oder Kopfhörer, schallschluckender Teppichboden, ruhige Wohngegend, gut schließende Fenster, Verzicht auf piepsende elektronische Geräte, unvermeidbaren Lärm vorher ankündigen, ruhiger Arbeitsplatz in der Schule, Staubsaugen, wenn das Kind in der Schule ist, Filzgleiter unter den Stühlen etc.

- Maßnahmen, um optische Reize zu verringern: Sichtblenden, Sonnenbrille, Verdunklungsrollos, angenehme (nicht grelle oder blendende) Farbgestaltung im Wohnbereich, Verzicht auf Neonröhren oder blinkende Lichtquellen etc.
- Maßnahmen, um taktile Reize zu verringern: Herausschneiden störender Etiketten im T-Shirt, Verzicht auf Wolle, Jeans oder andere harte bzw. steife Stoffe, die als unangenehm empfunden werden, etc.
- Maßnahmen, um olfaktorische Reize zu verringern: geruchsneutrale Waschmittel, Seifen oder Cremes, einen angenehmen »Not-Duft« bei sich tragen, etwa Zitrone oder Gewürze etc.
- Maßnahmen, um Reize zu vermeiden, die durch viele Menschen entstehen: Trennwände in großen Räumen, Einkauf am frühen Morgen oder am späten Abend, Online-Bestellungen etc.
- Maßnahmen bei schlechter Körperwahrnehmung: bei Schwierigkeiten, Hunger rechtzeitig wahrzunehmen, stets einen kleinen Snack mit sich führen; gezieltes »Essen nach Plan« bei fehlendem Sättigungsgefühl etc.
- Eigene Strategien / Techniken anwenden, um störende Reize aller Art »auszublenden«: vor sich hin summen, um andere Geräusche abzublocken; sich intensiv auf eine bestimmte Tätigkeit konzentrieren, um so darin gefangen zu sein, dass unangenehme andere Eindrücke nicht eindringen können, etc.
- Ergotherapeuten mit entsprechender Weiterbildung vermitteln spezielle Techniken, um die Überempfindlichkeit zu verringern (Sensorische Integrationstherapie; SI).
- Informationen für die Umgebung und das Umfeld können zu einem besseren Verständnis für die Wahrnehmungsbesonderheiten beitragen.
- Die Wahrnehmungsauffälligkeiten machen sich insbesondere dann

besonders stark bemerkbar, wenn die Betroffenen gestresst sind. Deshalb ist es hilfreich, möglichst viele Routinen, Rituale und effektive Hilfen in den Alltag einzubauen, um den Stress so weit wie möglich zu reduzieren.

Mögliche Maßnahmen bei (drohender) Reizüberflutung

Das Gehirn autistischer Menschen nimmt alle Umgebungsreize in gleicher Intensität wahr, kann deshalb nicht unterscheiden zwischen wichtigen Informationen und unwichtigen Störungen. Hintergrundgeräusche, Verkehrslärm, umherlaufende Menschen oder die Kleidung auf der Haut und vieles andere wird genauso stark wahrgenommen wie wesentliche Reize. Das kann zur sensorischen Überlastung führen.

Es ist wichtig, solche Situationen der Reizüberflutung möglichst früh zu erkennen, um rasch gegensteuern zu können. Hilfreich kann es z. B. sein,

- sich in ein ruhiges Zimmer zurückzuziehen, hinzusetzen oder hinzulegen,
- das Zimmer zu verdunkeln,
- in der Natur spazieren zu gehen, sich zu bewegen,
- die Wirkung von Kälte zu nutzen (kaltes Wasser trinken oder über die Unterarme laufen lassen, Eiswürfel lutschen, kalt duschen – Kälte beruhigt die Nervensysteme),
- Entspannungsverfahren anzuwenden, die vorher erlernt wurden und als hilfreich erlebt werden,
- Maßnahmen zur Reizabschirmung zu nutzen (s. o.),
- verschiedene Nahrungsmittel auszuprobieren (z. B. frische Produkte wie Obst; Kaffee bzw. Cola, manchmal aber auch scharfe / würzige / salzige Speisen),
- ausreichend zu trinken (Wasser, Tee, Fruchtsaftschorle etc.),
- etwas zu tun, das individuell beruhigt (eigenes Spezialinteresse, Hin- und Herschaukeln etc.; häufig auch hilfreich: kognitive Leistungen wie das Aufsagen von Reimen, Kopfrechnen, einfaches monotones Rückwärtszählen o. Ä.),

- festen Druck am Körper auszuüben, etwa durch eine schwere Weste, eine Gewichtsdecke oder andere (ungefährliche) schwere Gegenstände,
- Hilfsmittel zu nutzen, um sich »zu spüren«: Igelball, scharfe Gewürze, Chilischote, Senfkörner, Meerrettich o. Ä.,
- Sicherheit zu erhalten durch die Anwesenheit eines verständnisvollen ruhigen Menschen (manche Menschen mit Autismus können dies in solchen Situationen aber auch kaum aushalten; sie profitieren dann eher vom Alleinsein – dies muss man mit Angehörigen für den Fall der Fälle besprechen),
- evtl. unterstützend auch medikamentöse Hilfen zu nutzen (z. B. Aspirin, Paracetamol, Metoclopramid).

Wohnversuche – und allmähliche Lösungen

»Erst deutlich später als andere Menschen begann ich, mich mit einem Thema zu beschäftigen, das mir fremd und unheimlich war: Auch ich würde irgendwann von zu Hause ausziehen müssen. Lange hatte ich keine Vorstellung davon, wie dies gelingen könnte, aber es war mir wichtig, diesen Schritt dann zu tun, wenn meine Eltern ihn noch gut begleiten können.

Im Studium begann ich mit ersten zögerlichen Versuchen während des letzten Studienjahres, als ich mich für Praktika in entfernt liegenden Krankenhäusern anmeldete, damit von vornherein klar war, dass ich dort würde wohnen müssen. Ich wollte das einfach einmal ausprobieren.

Für Studenten wie mich gab es vor Ort jeweils die Möglichkeit, in Personalwohnheimen zu wohnen. Ich hatte jeweils ein kleines Zimmer, das war schon in Ordnung, aber Toilette, Dusche und Küche waren für jeweils zwölf Bewohner gedacht, ebenso das kleine Wohnzimmer. Und das alles in einer Zeit, als ich mich in meinen Beruf einarbeiten musste und auch auf diesem Gebiet viel Neues zu bewältigen hatte. Nach der Arbeit hätte ich ein bisschen Ruhe gebraucht, aber stattdessen waren da all diese Leute! Ich gab mir immer mehr Mühe, ihnen nicht zu begegnen, zog mich also ausschließlich in mein Zimmer zurück, vereinsamte ziemlich schnell und entwickelte eine schwere depressive Phase.

Mit den Nerven am Ende, aber um eine wertvolle Erfahrung reicher zog ich also wieder bei meinen Eltern ein. Nun wusste ich, dass es so nicht funktionieren würde, aber ich hatte keine Ahnung, was für mich möglich sein könnte. Ich beließ es für viele Jahre erst einmal dabei und wohnte in meinem Zimmer, wo es mir gut ging. Alles war so wie immer, ich kannte mich aus und konnte meine Kraft für die Arbeit nutzen. Im Nachhinein weiß ich, es war zu viel gewesen, alles auf einmal verändern zu wollen. Ich brauchte also erst einmal eine stabile Arbeitssituation, bevor ich das Projekt »Auszug« angehen konnte.

Viele Jahre später, als ich schon über vierzig war, wagte ich schließlich einen neuen Versuch, war mir aber sicher, dass es diesmal eine eigene kleine Wohnung sein müsste. Nach einiger Suche fand ich sie schließlich, die Lage war so, wie ich mir vorher immer die optimale Lösung vorgestellt hatte: Auf der einen Seite hin öffnet sich ein großes Feld, wo ich laufen gehen kann, auf der anderen Seite gibt es eine gute Anbindung an die Innenstadt mit Bus und Bahn. Und vor allem liegt die Wohnung in einer ruhigen Umgebung, wo ich keine Angst haben muss, wenn ich abends noch unterwegs bin. Das war mir sehr wichtig. Alles war also wirklich perfekt, außerdem schien die Nachbarschaft ausschließlich aus sehr netten Menschen zu bestehen.

Anfangs übernachtete ich nur zwei Nächte pro Woche in meiner Wohnung, schrittweise steigerte ich dies, bis es schließlich selbstverständlich wurde, dort zu wohnen. Es war wichtig für mich, dies alles in meinem Tempo angehen zu können.

Allerdings fiel es mir schwerer als gedacht, einen guten Rhythmus zu finden im Hinblick auf den Haushalt, denn meine vorherige Routine mit exakt geplanten Zeiten für die unterschiedlichen Tätigkeiten funktionierte nun nicht mehr gut, und es dauerte lange, bis ich neue Lösungen entwickelte, mit denen ich zufrieden war. Mithilfe meiner Psycho- und Ergotherapeutin und meiner Eltern gelang es mir schließlich, die Wohnung schön und nach meinen Bedürfnissen einzurichten.

Ich entwickelte nach und nach Strategien für viele Fragen, die sich mir nie zuvor stellten. Natürlich hatte ich Erfahrung mit Putzen, Abstauben etc., aber die Einkäufe all der dafür notwendigen Utensilien erledigten bis dahin meine Eltern. Ich musste nun also vieles lernen, aber es machte mir Spaß, neue Kompetenzen zu erwerben. Noch keine gute Lösung gefunden habe ich jedoch für die Dinge, die nur unregelmäßig oder selten erledigt werden müssen: Vorhänge waschen, Schränke von innen und außen säubern etc. Hier muss ich mir noch sinnvolle Intervalle überlegen.

Schwierig ist außerdem nach wie vor der nahezu vollständig fehlende Kontakt zu anderen Menschen. Hatte ich zuvor abends noch meine Eltern, so fürchte ich immer wieder einmal, nun völlig zu vereinsamen. Manchmal wünsche ich mir betreute Freizeitaktivitäten für die Abendstunden, um gemeinsam mit anderen Menschen schöne Erlebnisse teilen zu können, und lange Zeit habe ich mir dafür z. B. auch Mehrgenerationen-Wohnprojekte vorgestellt. Ich glaube, es müssen keine Einrichtungen ausschließlich für autistische Menschen sein, wichtig wären einfach wohlwollende und tolerante Menschen, mit denen ein Miteinander gelingen kann.

Ja, und jetzt wurde in meiner unmittelbaren Nachbarschaft ein Mehrgenerationen-Wohnhaus eröffnet, wo man die Freizeitangebote auch dann nutzen kann, wenn man dort nicht selbst wohnt. Vielleicht ist das also, ohne dass ich das vorher wusste, tatsächlich ein Glücksfall für mich.

Strategien, Wege und mögliche Lösungen

Autismus und Wohnen – hilfreiche Maßnahmen

- Sinnvoll ist eine ruhige Umgebung, die aber auch die Möglichkeit bietet, kulturelle Angebote wahrzunehmen (guter Anschluss an öffentliche Verkehrsmittel).
- Bei mehreren Bewohnern muss eine Rückzugsmöglichkeit gewährleistet sein (abschließbares eigenes Zimmer, das nach eigenen Wünschen gestaltet werden kann).
- Sensorische Belastungen müssen Berücksichtigung finden (Licht, Akustik, Materialien, Farben, Struktur etc.).
- Verdunklungsmöglichkeiten sind meist wichtig (z. B. Rollos), außerdem eine angenehme, nicht blendende Farbgestaltung im Wohnbereich (gedeckte Farben), der Verzicht auf Neonröhren etc.
- Ein schallschluckender Teppichboden kann günstiger sein als »lautes«

Laminat; bei hoher Sensibilität gegenüber Lärm sollte auf gut schließende Fenster geachtet werden; piepsende elektronische Geräte sollten aussortiert und ersetzt werden etc.

- Eine gute kontinuierliche Begleitung ist wichtig (Wohnheim, Wohngemeinschaft, betreutes Einzelwohnen in unterschiedlicher Intensität, Ergotherapie mit einem Schwerpunkt auf lebenspraktischer Unterstützung etc.) mit Hilfsmaßnahmen, die dem individuellen Bedarf angepasst werden.
- Es ist wichtig, dafür engagierte, freundliche, motivierte Betreuungspersonen zu gewinnen, die sich mit Autismus auskennen oder bereit sind, sich einzuarbeiten.
- Strukturierungshilfen sind notwendig (Tages-/Wochenpläne für regelmäßige Aktivitäten bzw. Anforderungen etc.) und können bei Bedarf z. B. durch Bildkarten visuell unterstützt werden.
- Auch eine Hilfe bei der Freizeitgestaltung, im Haushalt, beim Einkauf etc. ist oft notwendig.
- Wünschenswert wäre es, die Intensität der Hilfsmaßnahmen an die jeweilige Lebenssituation anpassen zu können (z. B. Erhöhung in Übergangs-/Umbruchsituationen oder Krisen, vielleicht sogar ein zeitweiser Wechsel in eine intensiver betreute Wohnform, um dann nach Abklingen der Krise wieder eigenständiger leben zu können).
- Außerdem sollte unbedingt ein gutes »Notfallsystem« überlegt werden (telefon. Erreichbarkeit von Helfern etc.). In einem kleinen Notizbuch kann man die Adressen der wichtigsten Ansprechpartner für verschiedene Situationen aufschreiben, damit man in Stresssituationen gleich alles parat hat und dann nicht noch mühsam suchen muss.

Urlaub und Reisen

»Wie die meisten anderen Menschen freue auch ich mich auf meinen Urlaub, plane alles ganz genau, vielleicht ein bisschen zu genau, denn wenn ein Programmpunkt nicht so eingehalten werden kann wie vorgesehen, wird es auch heute noch schwierig und anstrengend für mich. Aber immerhin – auf diese Weise ist es mir möglich, auf Reisen zu gehen und viele schöne Erfahrungen zu machen, die mich bereichern und glücklich machen.

Ich bin dabei stets allein unterwegs, was bei anderen Menschen oft Erstaunen hervorruft. Bei Gesprächen über dieses Thema merke ich, dass viele Leute niemals ohne eine Reisebegleitung losfahren würden, was mich erstaunt. Aber ich selbst habe ja keine Wahl, denn wenn man alleinstehend ist, gibt es keine wirkliche Alternative. Eine Reisegruppe wäre auf Dauer zu anstrengend, diese permanente Nähe, dieser Druck, die Programmpunkte auch genau so erfüllen zu müssen wie vorgegeben – nein, das kann ich mir nicht vorstellen. An manchen Orten würde ich sicher länger bleiben wollen als vorgesehen, während mich andere Reiseinhalte eher langweilten. Also allein. Ich brauche die Freiheit, all das unternehmen zu können, was mir gefällt, auch oder gerade dann, wenn es abseits der üblichen touristischen Routen liegt. Dort genieße ich es sehr, mich zwischendurch auch einmal in Ruhe in ein nettes Café zu setzen, in dem eher die Einheimischen einkehren, um etwas von der Kultur und der lokalen Küche mitzubekommen.

Oft merke ich, wie sehr ich auf diese Weise auch schon an den ersten Urlaubstagen meine Freiheit genieße. Der Druck des Alltags fällt rasch ab, ich spüre bereits nach kurzer Zeit wirkliche Erholung und freue mich darüber. Es ist mir niemals langweilig, es gibt immer viel zu erkunden, und auch eine ruhige Stunde zwischendurch ist angenehm. Ich habe Zeit zum Fotografieren, zum Genießen und Entdecken. Das ist genau richtig.

Schwierig wird es aber meist doch irgendwann. An romantischen Orten, dort, wo es besonders schön ist, sind die Menschen in aller Regel nicht allein, sondern finden sich als Paar, als Familie oder unter Freunden zusammen. In solchen Momenten kommen mir manchmal die Tränen, wenn ich so die Leute beobachte. Und auch für die anderen ist der Anblick einer allein reisenden Frau offenbar gewöhnungsbedürftig. Man wird immer wieder merkwürdig angesehen, wenn man allein im Hotel oder im Restaurant sitzt. Nach einiger Zeit aber scheinen sich alle Beteiligten an diesen Anblick gewöhnt zu haben, dann wird es besser.

Und wenn man am Urlaubsort einen ganz speziellen Programmpunkt vorgesehen hat (etwa Tierbeobachtungen, spezielle Sehenswürdigkeiten, besondere kulinarische Erlebnisse), ist es manchmal auch gar nicht so schwer, mit anderen Menschen ins Gespräch zu kommen über diese schönen Erfahrungen und Erlebnisse. Nach der Rückkehr dauert es dann immer einige Zeit, bis ich mich wieder an den Alltag gewöhne – daran, mich wieder mit Menschen zu unterhalten und auszutauschen. Oft geht das anfangs nur für kurze Zeit, dann muss ich mich erst einmal allein zurückziehen. Deshalb ist es wichtig, noch ein paar Tage zum Eingewöhnen zu haben, bis der Alltag in der Klinik wieder beginnt.

Oft schreibe ich unterwegs meine Erlebnisse auf. Um eine meiner ganz besonderen Reisen zu illustrieren, füge ich hier einen Bericht ein über meinen Urlaub im Frühjahr 2017.

Als Autistin ans Ende der Welt – meine Traumreise in die Antarktis

Antarktis? Mein Reisewunsch rief schon im Vorfeld ungläubiges Staunen hervor – warum denn unbedingt dorthin? Zu kalt, zu abgelegen, zu grau und lebensfeindlich, befand meine Umgebung. Aber da ich nur wenig auf die Meinung anderer Menschen gebe und mir nichts Spannenderes vorstellen konnte als einen Erdteil völlig ohne Bewohner, verfolgte ich weiter meinen Plan. Immerhin hatte ich schon lange von einer solchen Reise geträumt. Die Stille, die Tierwelt und die grandiose Natur – das alles erschien mir so verlockend, dass ich es selbst einmal erleben wollte. Schließlich war es dann so weit – und ich sollte nicht enttäuscht werden!

Nach einiger Vorbereitung startete ich mit einem Linienflug nach Santiago de Chile und konnte noch einen Tag lang diese entspannte Stadt erkunden, die mir sehr gefallen hat. Abends dann, nach einem Glas chilenischem Rotwein im Hotel, beschlich mich erstmals doch ein bisschen Angst vor der Vorstellung, mit vielen Menschen auf einem engen Schiff zu sein. In der Regel brauche ich meine Freiräume. Vieles ging mir durch den Kopf: Mit wem würde ich beim Abendessen am Tisch sitzen? (Beim Frühstück und Mittagessen konnte man zum Glück den Platz frei wählen, was mir entgegenkam.) Was könnte ich mit den Leuten sprechen? Wie sollte ich mit der permanenten Anwesenheit anderer Menschen klarkommen? (Bei einer früheren Schiffsreise in Norwegen war ich stets die Erste, die in den Häfen von Bord ging, und die Letzte, die zurückkehrte – das würde diesmal so nicht gehen, denn auf offenem Meer konnte ich natürlich nicht einfach aussteigen …) Und so gab es viele weitere Gedanken, die mich noch eine ganze Weile wachhielten.

Aber die Vorfreude überwog, und so flog ich mit der Gruppe weiter in den Süden Chiles, wo die Einschiffung in das Schiff der norwegischen Reederei stattfand, mit der seit ein paar Jahren nicht nur die bekannte »Postschiffroute« entlang der norwegischen Küste möglich ist, sondern eben auch eine Expeditionsreise in die Polarregionen der Erde.*

Als Autistin ans Ende der Welt – das funktionierte nicht nur, sondern es war ganz wunderschön. Es ist mir ein großes Anliegen, dies

---

* Der gesamte Reisebericht ist nachzulesen auf der Website der Autorin: https://preissmann.com und auf: www.klett-cotta.de (Bitte in der Suche eingeben OM86127)

auch anderen Menschen mit ähnlichen Handicaps zu vermitteln. Es ist wichtig, die Schwierigkeiten und Hürden zu analysieren und Strategien dafür zu erarbeiten.

Und ich merke immer wieder, dass es manchmal sogar einfacher ist, sich als Autistin in einer fremden Kultur zu bewegen. Die persönlichen Auffälligkeiten werden dann häufig einfach den kulturellen Unterschieden zugeschrieben, was ein Erklären unnötig macht. Die Kombination meiner Schwierigkeiten im sozialen und kommunikativen Bereich war etwa damals, als ich während meines Studiums ein mehrmonatiges Praktikum in Uganda machte, aufgrund der völlig fremden Kultur längst kein so großes Problem wie zu Hause. Natürlich bemerkten die Einheimischen mein zurückhaltendes und schüchternes Wesen, gingen aber ganz selbstverständlich davon aus: Die Deutschen sind eben so. Und damit war dieses Thema für sie beendet.

Ich glaube, von dieser Haltung könnten wir alle etwas lernen. Jeder Mensch ist einzigartig und anders als alle anderen, und das ist gut so, denn erst die Vielfalt der Menschen macht unsere Welt spannend. Und jeder von uns ist in Ordnung so, wie er ist.

Strategien, Wege und mögliche Lösungen

Hilfen für Urlaub und Reisen

Auch viele Menschen mit Autismus wollen ihren Urlaub genießen. Folgende Maßnahmen können dafür hilfreich sein:

- Freizeittreffs für Betroffene können dazu beitragen, die freie Zeit sinnvoll zu gestalten und in Kontakt zu kommen mit anderen Menschen.
- Reisegruppen für das eigene Spezialinteresse sind oft eine schöne Möglichkeit, sich mit anderen Reisenden auszutauschen über etwas, das einem Freude bereitet und über das man etwas sagen kann.
- Eine gute Planung und eine Tagesstrukturierung auch für die Urlaubszeit helfen dabei, sich zurechtzufinden und Stereotypien infolge unstrukturierter Zeiten zu vermeiden. Man muss dabei aber die lokalen

Voraussetzungen berücksichtigen – nicht in allen Ländern sind öffentliche Verkehrsmittel zuverlässig, nicht überall erfolgen Einreiseformalitäten gleich schnell, oft gibt es lange Wartezeiten vor Sehenswürdigkeiten etc.

- Es kann hilfreich sein, die eine oder andere Stunde täglich als »Puffer« in die Tagesplanung einzubeziehen, um nicht in Stress zu geraten, wenn man an einem schönen Ort doch länger bleiben möchte als vorgesehen oder wenn das gewählte Verkehrsmittel Verspätung hat.
- Schon im Vorfeld sollte man sich ausführlich über das Reiseziel informieren, damit man ein bisschen Sicherheit hat und weiß, was einen erwarten wird.
- Es kann sinnvoll sein, etwas Persönliches von zu Hause mitzunehmen (Kuscheltier, Artikel des persönlichen Interesses etc.).
- Rundreisen sind meist eher weniger geeignet, sinnvoller ist es stattdessen in der Regel, mehrere Tage an einem Ort zu verbringen und von dort zu Tagesetappen aufzubrechen.
- Sinnvoll ist es, solche Ziele zu wählen, an denen die Besichtigung von Sehenswürdigkeiten oder die Erkundung von Natur bzw. Tierwelt im Vordergrund stehen. Dann findet man in der Regel gute Möglichkeiten, darüber mit anderen Reisenden ins Gespräch zu kommen.
- Ruhige Rückzugsmöglichkeiten sind auch im Urlaub wichtig, ein dauerndes Miteinander überfordert die meisten autistischen Menschen.
- Hilfreich sind Listen, wen man bei welchen Problemen wie erreichen kann.
- Mit Angehörigen oder Therapeuten kann man in regelmäßigen Abständen telefonische Kontakte vereinbaren, damit man sich zumindest bei den ersten Urlaubsversuchen nicht so ganz allein fühlt und auch schöne Erlebnisse teilen kann.
- Und ansonsten gilt: Einfach einmal ausprobieren. Vieles, was lange unvorstellbar schien, sorgt dann schließlich doch für sehr schöne und glückliche Momente und unvergessliche Erfahrungen.

Anforderungen des Alltags und Freizeit gut gestalten

Einkaufen

»Was anderen Menschen große Freude zu bereiten scheint, ist für mich eine riesige Herausforderung. Einfach mal durch die Geschäftsstraßen zu bummeln, hier und da etwas anzuprobieren und dann auch noch fündig werden zu müssen, treibt mir schon im Vorfeld Schweißperlen auf die Stirn. Wann ist es an der Zeit, meine lieb gewonnenen Klamotten durch etwas Neues zu ersetzen? Wo sollte ich am besten danach suchen, was könnte mir stehen, was ist angemessen für meine Aktivitäten und dennoch bequem und praktisch? Was trägt man derzeit so? Und warum wechselt das alles so schnell? Was mir letzten Sommer gefallen hat, mag ich doch auch heute noch – oder sollte ich das etwa nicht? Warum gibt es jedes Jahr neue »Trends«? Und muss ich die auch immer alle mitmachen?

Ach, es ist schwierig und anstrengend, aber ich weiß natürlich, dass auch ich mich diesem Thema nicht völlig entziehen kann. Und – ja, ich würde manchmal schon auch mal etwas anziehen wollen, das auch anderen Menschen gefällt. Aber woher soll ich wissen, was das ist?

Eine Hilfe ist mir die Ergotherapie geworden. Mit meiner Therapeutin kann ich Kataloge oder aktuelle Frauenzeitschriften durchblättern, um anzuschauen, was zu mir passen könnte, und es dann im Laden in Ruhe anzuprobieren. Manchmal aber will ich zu viel auf einmal, dann gelingt es mir nicht, überhaupt etwas Passendes zu finden. Wenn ich also aus dem Haus gehe und mir zum Ziel setze, Hosen, Blusen, Pullis, T-Shirts und Schuhe kaufen zu wollen, dann wird das nichts. Ich muss es in meinem Tempo machen. Manchmal dauert es Monate bis Jahre, bis ich vermeintlich banale Dinge erledigen kann, aber das ist eben so.

Ab und zu kann ich im Nachhinein über einige Erfahrungen aber durchaus auch schmunzeln. So wollte im Rahmen einer Vorbesprechung für eine Einladung im Fernsehen die Kostümbildnerin in Köln wissen, was ich denn anziehen würde. Ich nannte ihr eine weiße Bluse und einen hellbraunen Blazer. Sie dagegen hielt »ein T-Shirt oder eine Bluse in Champagner« für eine bessere Wahl. Ich musste lachen und stellte mir ein Oberteil vor, eingelegt in dem edlen Getränk – aber so war das sicher nicht gemeint. Dass »Champagner« auch eine Farbe sein konnte, wusste ich damals noch nicht, es war mir nie zuvor begegnet. Aber ich hatte Glück, die Mitarbeiterin eines großen Kaufhauses wusste, worauf ich hinauswollte, als ich ihr von meiner Suche berichtete: »eine Bluse in Champagner«. Ohne eine weitere Reaktion stellte sie mir ihre Frage: »WDR?« Da wusste ich, dass ich richtig sein würde.

Leichter fällt es mir, Lebensmittel einzukaufen, aber vielleicht bin ich auch einfach nur geübter darin. Früher war es durchaus schwierig, das riesige Angebot großer Supermärkte zu überblicken und mich für eine Sache zu entscheiden. Und natürlich sind diese Läden oft auch heute noch in anderer Hinsicht eine Herausforderung, wenn es etwa darum geht, all die vielen Sinnesreize auszuhalten. In jeder Ecke andere Gerüche, viele hektische und genervte Menschen, ungünstiges Licht, das umfangreiche Warenangebot und die vielen Lockangebote, die die ganze Aufmerksamkeit fordern, ein hoher Geräuschpegel durch Gespräche oder die Radiobeschallung des Ladens, das alles trägt zu einer starken Belastung bei. Wenn dann noch die Struktur fehlt, man sich also im Laden nicht auskennt oder der Plan durcheinandergerät, weil ein anvisiertes Produkt gerade nicht vorrätig ist, kann alles schnell zu viel werden.

Leichter wird es für mich dann, wenn ich gezielt nach nur wenigen Artikeln suche, bei denen ich mich auskenne und deren Standort im Markt mir bekannt ist. So kann ich die Einkaufszeit nur kurz halten und bald wieder nach draußen gelangen.

Gäste einladen

Höchst selten bekomme ich Besuch, und wenn doch, das ist dann jedes Mal aufs Neue eine wahnsinnige Anstrengung für mich, wenngleich ich mich natürlich durchaus freue, dass mal jemand zu mir kommt. Schon Tage vorher bin ich aufgeregt, mache mir exakte Listen, was ich einkaufen und erledigen muss, weil ich noch keine Erfahrung habe auf diesem Gebiet und deshalb bei der Vorbereitung nicht auf Routinen zurückgreifen kann, gleichzeitig aber nichts Wichtiges vergessen möchte.

Und – so schön es auch ist, jemanden bei mir begrüßen zu dürfen, so schwierig ist das auch. Andere Menschen wirken dann doch irgendwie störend, weil sie meine Ordnung und meinen geplanten Ablauf durcheinanderbringen und weil sie eben nicht berechenbar sind in ihrem Verhalten. Man weiß nicht, wie lange sie bleiben werden, ob sie die Schuhe ausziehen, wenn sie meine Wohnung betreten, oder ob sie eines meiner Bücher aus dem Regal nehmen, um es anzusehen. Man weiß eigentlich gar nichts, das macht Besuche so schwer.

Ist man dagegen selbst bei einem anderen Menschen zu Besuch, so kann man zumindest die Länge des Aufenthalts selbst bestimmen, weiß ansonsten aber natürlich noch viel weniger Bescheid, wenn man dort noch nie zuvor gewesen ist und die Räumlichkeiten, Vorlieben und Interessen des Gastgebers nicht kennt.

Aber trotz aller Aufregung würde ich mich freuen, wenn ab und zu mal ein netter Mensch zu mir käme. Dann könnte ich üben, was es bedeutet, eine gute Gastgeberin zu sein, und dann hätte ich für eine gewisse Zeit jemanden für ein gutes Gespräch. Trotz aller Freude darüber aber würde die Aufregung wohl bleiben, weil persönliche Kontakte für mich vermutlich niemals zur Routine werden können – so ganz schlimm wäre das jedoch nicht.

Friseurbesuch

Dies bedeutet wie manches andere eine lästige Pflicht für mich. Oft schiebe ich den Friseurbesuch so lange wie möglich hinaus, weil er mir schon im Vorfeld Angst macht. Der enge Raum mit den vielen Menschen und die strengen Gerüche von Shampoo, Haarspray & Co. stören mich bereits beim Betreten des Ladens. Glücklicherweise kennt »meine« Friseurin mich schon lange, sie weiß, dass ich die Haare immer gleich geschnitten und keine zusätzlichen »Extras« wie Haarspray als »Finish« haben möchte. Die Haarwäsche erledige ich meist schon vorher zu Hause, damit sie meine Haare nur anfeuchten muss und dann schon mit dem Schneiden beginnen kann und so der Aufenthalt im Salon kurz gehalten werden kann. Welche Frisur ich möchte, weiß ich bis heute nicht, mein Haar soll einfach kurz sein, weil ich es nicht mag, wenn die Haare in den Nacken oder gar ins Gesicht fallen. Also muss ich sie eben regelmäßig schneiden lassen. Dass andere Menschen aber die Zeit im Friseursalon genießen, ist mir unbegreiflich.

Mein Kopf ist sehr empfindlich im Hinblick auf Berührungen, außerdem finde ich es eklig, die kalte Schere auf meiner Haut zu spüren. Die neuesten Informationen der Klatschzeitschriften interessieren mich nicht, ich lasse mir immer ein Nachrichtenmagazin oder die Tageszeitung geben, wenn ich sie nicht bereits gelesen habe. Manchmal nehme ich mir auch selbst etwas zu lesen mit, falls ich noch warten muss, bis es losgeht. Eine Tasse Kaffee in der Zwischenzeit ist in Ordnung, aber nicht während des Schneidens. Dann bleiben meine Hände nämlich unter dem Überhang verborgen, da ich nicht Gefahr laufen will, in Kontakt zu kommen mit den nassen Haaren. Das finde ich ekelhaft.

Auch der Small Talk ist eine Herausforderung für mich. Die Friseurin weiß gut Bescheid über die Ereignisse und Neuigkeiten im Ort, und über ganz konkrete Veranstaltungen kann ich mich auch ganz gut austauschen. Manchmal spreche ich sie auf ihren Urlaub an, weil ich weiß, dass sie den meist in Spanien verbringt. Dann fragt auch sie mich nach meiner letzten Reise – das ist okay, lässt sich im Vorfeld vorbereiten und geht insgesamt ganz gut. Es ist wichtig für mich, möglichst viele Gesprächsinhalte selbst bestimmen zu können, dann sind Angst und Aufregung nicht so groß.

Wenn der Haarschnitt endlich fertig ist, springe ich auf. Das Föhnen ist nicht nötig, meine Haare trocknen schnell, und außerdem will ich die Zeit im Laden kurz halten. Auch auf ein »Finish« verzichte ich gern. Vor vielen Jahren wurde ich in einem anderen Friseursalon mal gefragt, ob man mir in die geschnittenen Haare »noch etwas reinmachen« solle. Ich hatte keine Ahnung davon und rang mir ein »weiß nicht« ab. Das verstand die Friseurin offenbar als Aufforderung und griff zum Haarspray. Es stank entsetzlich und war ganz fürchterlich. Nein. Künftig also nichts mehr »reinmachen«. Das ist ohnehin unnötig, zu Hause springe ich ja gleich unter die Dusche, um die restlichen kleinen Haare abzuwaschen. Das ist dann der Moment, an dem ich wieder zur Ruhe komme, durchatmen kann und merke: Ich habe es wieder einmal überstanden – und eigentlich war es gar nicht so schlimm wie befürchtet. Aber diese Erkenntnis hält leider nicht bis zum nächsten Friseurbesuch an.

Mobilität

Noch sehr gut erinnere ich mich an meine Fahrstunden und meine Führerscheinprüfung. Ich hatte keine wirklichen Probleme dabei, denn als exakter und penibler Mensch hielt ich mich von Beginn an genau an die Regeln, die ich gelernt hatte. Alles folgte zumindest damals einer Logik, die ich mir aneignen konnte. Später musste ich erkennen, dass viele andere Menschen einige der Regeln, die eigentlich für alle gelten, ignorierten, was mir unverständlich war und mich irritierte. Also begann ich manchmal, für andere mitzudenken und mir neue Regeln für mich zu überlegen für den Fall, dass andere Verkehrsteilnehmer z. B. die Vorfahrt für sich einforderten, die ihnen eigentlich nicht zustand.

Danach wurde vieles leichter.

Das alles liegt nun inzwischen über 30 Jahre zurück. Natürlich wird vieles irgendwann zur selbstverständlichen Routine. Und doch bin ich jeden Tag aufs Neue zutiefst dankbar für die Möglichkeiten, die sich durch den Führerscheinerwerb für mich ergeben haben. Ich kann nun nach einem anstrengenden Arbeitstag die Tür hinter mir schließen, in einem geschlossenen Raum sein, wo ich meine Ruhe habe und ganz für mich allein bin. An manchen Tagen wäre es mir unvorstellbar, noch in einen überfüllten Bus oder eine volle Bahn zu steigen, vor allem bei Regen, wenn alles klebrig und feucht ist und nach durchnässten Menschen riecht. Und die Mobilität als solche bedeutet eben auch eine große Freiheit für mich, die ich nicht missen möchte.

Problematisch ist jedoch eine Fahrt bei Dunkelheit und gleichzeitigem Regen. Solche Situationen versuche ich daher möglichst ebenso zu vermeiden wie Fahrten bei tief stehender Sonne, wenn die Sonnenstrahlen durch die Äste scheinen und ein Flackerlicht erzeugen. Auch fahre ich große Strecken oft mit dem Zug, weil das einfach umweltschonender und praktischer ist, ich kann dann während der Fahrt an meinen Projekten arbeiten oder in Ruhe etwas lesen. Aber dann, wenn die Verkehrsverbindungen oder andere Umstände ungünstig sind, bin ich sehr dankbar für meinen Führerschein.

Im Zug sind eben ganz viele Menschen, was oft Stress bedeutet. Wenn es dann zusätzlich zu Verspätungen oder Zugausfällen kommt, das Umsteigen nicht wie geplant erfolgen kann oder andere Unberechenbarkeiten hinzukommen, wird mir das oft zu viel. Einige meiner schlimmsten Stresssituationen mit massiver Reizüberflutung musste ich auf Bahnreisen erleben. Inzwischen habe ich einige ganz gute Strategien für mich erarbeitet, so plane ich mögliche Veränderungen im Ablauf gezielt mit ein und lege mir einen Plan B und meist auch die Pläne C und D zurecht für den Fall, dass ein Umsteigen nicht so funktioniert wie geplant. Damit komme ich inzwischen ganz gut klar, und wenn man Veränderungen im Vorfeld überlegt, kommen sie nicht mehr so unerwartet und sind deshalb längst nicht so schwer.

Aber es bedeutet natürlich Arbeit, solche Strategien auszuarbeiten, und das macht auch mein Leben oft sehr anstrengend.

Und auch die Bahn-App hilft hier natürlich sehr, so kann ich im Falle von Verspätungen gleich nachsehen, welche Alternativen möglich sind. Das ist eine sehr wichtige Hilfe für mich.

Außerdem habe ich an verschiedenen größeren Bahnhöfen inzwischen »ruhige Inseln« entdeckt, wohin ich mich bei Bedarf zurückziehen kann, wenn ich noch etwas Zeit habe und ein bisschen Abgeschiedenheit brauche. Es lohnt sich, auf Entdeckungsreise zu gehen – an vielen Bahnhöfen und selbst an eigentlich hektischen riesigen Flughäfen findet man Rückzugsorte. Manchmal sind das kleine Kapellen, die mehrere angenehme Faktoren vereinen: Sie sind ruhig, meist menschenleer, dunkel und kühl. Das sind perfekte Orte, um entspannen zu können.

Freizeitgestaltung – »ich wirke falsch«

Immer wieder einmal hadere ich mit der Diskrepanz zwischen meinen intellektuellen und beruflichen Möglichkeiten einerseits und meinem Auftreten auf der anderen Seite. Manche Kontakte zu anderen Menschen können sich dadurch gar nicht erst entfalten, und das Gespräch scheint oft nicht weiterzugehen, wenn man mich nach meinem Beruf fragt und ich wahrheitsgemäß antworte. Ich habe dann das Gefühl, ich werde an dieser Stelle nicht mehr recht ernst genommen. Aber meine Therapeutin verdeutlichte mir, dass wohl auch mein Gegenüber oftmals irritiert ist, weil alles irgendwie nicht passt. Es ist mir klargeworden, dass das ein ganz zentraler Punkt ist, und ich beschloss, ihn näher zu betrachten. Ein Beispiel:

Als ich mich mit knapp dreißig Jahren für das Thema Sexualität zu interessieren begann, brauchte ich jemanden, mit dem ich darüber sprechen konnte. Ich ging zu Pro Familia in einer anderen Stadt, um sicherzugehen, dass mich niemand kannte. Ich nannte mein Anliegen, man versorgte mich mit einem Anatomie-Atlas und setzte mich ins Wartezimmer. Danach wollte die Mitarbeiterin ein bisschen nett mit mir plaudern und fragte mich nach meinem Beruf. Als ich ihr sagte, ich sei Ärztin, nahm sie mir den Atlas wieder weg und meinte, das wüsste ich dann ja schon alles. Das stimmte, aber deshalb war ich ja auch nicht gekommen. Ich hätte jemanden gebraucht, mit dem ich das Thema hätte besprechen können. Aber offenbar fühlte sich die Mitarbeiterin ab diesem Zeitpunkt nicht mehr wohl in ihrer Haut, deshalb ging die Beratung dann leider nicht mehr weiter.

Nach dieser Erfahrung stellte sich mir in ähnlichen Situationen öfter die Frage, wie es mir gelingen könnte, die eigene Lebensrealität und mein Auftreten so zu gestalten, dass das Gesamtbild halbwegs stimmig wird und nicht überall Ablehnung durch Fremdheit und Andersartigkeit hervorruft.

Solche Fragen schmerzen und machen mich einsam und traurig.

Eigentlich sollte doch jeder Mensch so sein dürfen, wie er ist. Inzwischen bin ich hier auch ein ganzes Stück weitergekommen. Nicht jeder Mensch kann gut mit mir umgehen – dann ist das eben so. Es gibt genug andere Leute. Nun, im mittleren Erwachsenenalter, habe ich mir eine deutlich größere Gelassenheit erarbeitet, mit der ich zurechtkomme. Nicht nur das – manchmal sitze ich da, denke nach – und genieße mein Glück. Ich liebe schöne Cafés, in denen man ungestört lesen oder schreiben kann, in denen jeder auf seine Weise besonders, weil einzigartig ist. Dort, wo ein entspanntes Publikum auf eine niveauvolle Atmosphäre trifft, dort gefällt es mir. Niemand stört sich daran, wenn ich hier in meine Zeitung versinke oder auch einmal nur die Leute beobachte. Dass auch andere sich über mich Gedanken machen, ist mir lange nicht aufgefallen – bis der Mitarbeiter eines Cafés mich um meinen fachlichen Rat als Ärztin bat. Meinen wohl fragenden Blick erwidernd, erklärte er, natürlich kenne man mich, jeder in der Gegend kenne mich, ich sei schließlich immer wieder in den Zeitungen erwähnt gewesen. Man habe sich oft gefragt, ob man mich wohl ansprechen sollte – aber man habe jeweils registriert, wie entspannt und zufrieden ich gewirkt habe, und da habe man mich nicht stören wollen, damit ich meinen Aufenthalt genießen konnte.

Es war mir fast peinlich, wie sehr sich die Leute um mich sorgten, ohne dass ich das bemerkte.

Ja, es ist gut, sich eine Stunde Entspannung zu gönnen. Irgendwo, wo man sich wohlfühlt, bei einer Beschäftigung, die man gern macht. Dafür eignen sich spezielle Interessen ganz besonders. Oder sportliche Aktivitäten – oder alle anderen, die ganz individuelles Glück bedeuten.

Beachten muss ich dabei aber auch meine empfindlichen Sinne und Veranstaltungen oder Sitzplätze danach aussuchen, was angenehm und erträglich ist. Oft sind ruhige Plätze am Rand (möglichst in der Nähe eines Ausgangs) hilfreich für mich, vor allem dann, wenn sie einen größeren Abstand zu den Nachbarstühlen bieten. Insgesamt bin ich inzwischen ganz zufrieden. Ich weiß jetzt, was mir guttut, und kann danach leben. Mittlerweile gehe ich ganz gern unter andere Leute, besuche eine Ausstellung, einen Vortrag oder einen Kurs über ein Thema, das mich interessiert, und während ich früher die Pausen bei solchen Aktivitäten meist auf der Toilette verbracht habe, bin ich jetzt ein bisschen offener geworden für andere Menschen. Dennoch – es ist auch heute noch gut zu wissen, wo sich die Toiletten befinden, falls ich doch mal »fliehen« muss, weil mich das Zusammensein überfordert. Manchmal gibt es dafür aber auch separate ruhige Räume oder andere Möglichkeiten wie kurze Spaziergänge etc.

Strategien, Wege und mögliche Lösungen

Einkaufen – hilfreiche Maßnahmen

- Falls das Einkaufen in großen Kaufhäusern schwerfällt, kann man sich in kleineren Läden umsehen. Und wer eher die anonyme Atmosphäre schätzt, ist stattdessen in größeren Geschäften besser aufgehoben. Hier muss man nach den eigenen Bedürfnissen schauen.

- Hilfreich sind Läden mit geringerer sensorischer Belastung. Eine Dauerberieselung mit lauter Musik, grelles Licht, enge Gänge, hektisches Betriebsklima und ungünstige Akustik sind nicht sehr geeignet.
- Hilfsmittel wie Kopfhörer, Sonnenbrille etc. können sinnvoll sein, auch sollte man unbedingt ruhigere Zeiten am frühen Morgen oder am späten Abend zum Einkaufen nutzen.
- Ein Einkaufszettel ist meist ratsam, um nichts zu vergessen und gleichzeitig die vorhandene Zeit gut einteilen zu können.
- Falls möglich, kann man eine Begleitung mitnehmen, die beraten kann, andernfalls kann es vielleicht gelingen, eine Verkäuferin um Hilfe zu bitten.
- Ein Therapeut (z. B. Ergotherapeut) kann gelegentlich den Einkauf begleiten und anleiten; auch im Rahmen des betreuten Einzelwohnens ist eine Unterstützung möglich.
- Manchmal kann man das eine oder andere Kleidungsstück unverbindlich mitnehmen, um es zu Hause in Ruhe anzuprobieren und ausführlich zu testen, ob man sich darin wohlfühlt.
- In manchen Ländern gibt es die Möglichkeit, z. B. an einem Abend im Monat gezielt ein Einkaufserlebnis für Menschen mit Wahrnehmungsbesonderheiten anzubieten. Dann ist es im Markt ruhig, das Licht etwas gedimmt, man kann sich in Ruhe umsehen, da nur wenige Gäste dort sind. Vielleicht kann es gelingen, solche Maßnahmen auch in Deutschland für unterschiedliche Branchen anzuregen.

Mobilität – mögliche Hilfen

- Auch Menschen mit Autismus lernen durch Übung, das gilt für alle Lebensbereiche. In diesem Fall bedeutet das, dass ein häufiges Üben in einem geschützten Bereich, vielleicht auf einem Verkehrsübungsplatz oder (wenn man den Führerschein bereits erwerben konnte) in ruhigen Gegenden, dabei hilft, auch im Straßenverkehr rasch sicherer zu werden.
- Aus demselben Grund kann es sinnvoll sein, mehr Fahrstunden zu nehmen als üblich und vor allem die verschiedenen Anforderungen (Ein-

parken, Wenden etc.) so lange zu trainieren, bis sie zur Routine werden und »fast von allein« ablaufen.

- Eine »defensive« Fahrweise ist oft hilfreich, wenn man sich ein bisschen unsicher fühlt, also z. B. lieber einmal mehr nach links und rechts zu schauen, auf eine Vorfahrt zu verzichten oder auch rechts anzuhalten und ungeduldige Verkehrsteilnehmer vorbeizulassen, damit man danach in Ruhe weiterfahren kann.
- Bei motorischen Einschränkungen kann es sinnvoll sein, ein Auto mit Automatik-Getriebe zu wählen.
- Außerdem sollte man möglichst Hauptverkehrszeiten meiden, insbesondere also den morgendlichen und abendlichen Berufsverkehr in größeren Städten. Es bedeutet wesentlich mehr Stress, zu diesen Zeiten Auto zu fahren.
- Sehr hilfreich zur Stressreduktion vor allem im städtischen Bereich ist ein Navigationsgerät. Früher musste man mühsam mit Straßenkarten hantieren, inzwischen kann man sich ganz auf den Verkehr konzentrieren, was vor allem in Großstädten anstrengend genug ist.
- Ob man bei der Fahrschule von der Autismusdiagnose berichten möchte, muss man im Einzelfall abwägen. Manchmal kann es sinnvoller sein, stattdessen einfach die Auffälligkeiten zu beschreiben, um mögliche Probleme und Rückfragen nach der persönlichen Eignung zu umgehen.
- Beim Antrag für die Prüfung ist es in vielen Fällen aber notwendig, die Frage nach einer Behinderung zu beantworten. Das sollte man wahrheitsgemäß tun. Allerdings muss man damit rechnen, dass ein Gutachten durch einen Sachverständigen (z. B. Arzt mit verkehrsmedizinischer Zusatzqualifikation) verlangt wird. Dann sollte man versuchen, einen Fachmann zu finden, der sich mit Autismus etwas auskennt.
- Im Hinblick auf öffentliche Verkehrsmittel ist es sinnvoll, »ruhige Inseln« zu finden, wohin man sich bei Bedarf zurückziehen kann, etwa schöne Cafés, Kapellen an Flughäfen oder (bei Vorliegen der Voraussetzungen) Lounges im Bahnhof etc.
- In vollen Zügen kann man mit Hinweis auf die Schwerbehinderung

spezielle Sitzplätze nutzen, außerdem sollte man, wann immer möglich, einen Sitzplatz im Ruhebereich reservieren.
- An die Politik sollten wir die Forderung stellen, Menschen mit Autismus mit einem Fahrschein der 2. Wagenklasse Fahrten in der 1. Klasse zu ermöglichen, weil hier die sensorische Belastung deutlich geringer ist (weniger Menschen, mehr Platz, ruhigere Atmosphäre).

Öffentliche Einrichtungen und Veranstaltungen – mögliche Hilfen

- Oft ist es möglich, einen separaten ruhigen Raum als Rückzugsort zur Verfügung zu stellen. Bei hoher sensorischer Belastung kann es sinnvoll sein, dort auch eine Liegemöglichkeit anzubieten.
- Hilfreich ist es, wenn am Rand einige Stühle mit größerem Abstand zum Sitznachbar aufgestellt werden, weil die räumliche Nähe oft problematisch ist. Günstig sind meist Sitzgelegenheiten nahe der Tür und mit angenehmer Beleuchtung.
- Vielleicht kann man bei Großveranstaltungen ein »Ampelsystem« organisieren im Hinblick auf eine Ansprache durch andere (Buttons oder kleine Aufkleber für das Namensschild in den Ampelfarben, die man je nach Verfassung auswechseln kann: »Rot« bedeutet dann: Ich möchte nicht angesprochen werden; »gelb« heißt: Gern unterhalte ich mich mit Menschen, die ich kenne; und »grün« signalisiert etwa: Ich bin offen für Kontakte).
- Der Bodenbelag im öffentlichen Raum sollte eine Barrierefreiheit für Menschen mit Wahrnehmungsbesonderheiten bieten, insbesondere bei Treppen und Rampen o. Ä., damit man Höhenunterschiede z. B. der Treppenstufen erkennen kann.
- Bei Ämtern, Behörden und Anträgen sollte eine einfache Sprache vorherrschen (s. u.), um Verständnisschwierigkeiten zu minimieren.
- Viele weitere Maßnahmen im Einzelfall können sinnvoll sein.

Einfache Sprache

Wichtige schriftliche Informationen müssen für jeden verständlich sein. Das bedeutet:

- Es sollten kurze und einfache Sätze verwendet werden.
- Auf Nebensätze sollte möglichst verzichtet werden (es sei denn, sie dienen dem besseren Textverständnis).
- Fremdwörter sollten vermieden oder notfalls erklärt werden.
- Die Informationen sollten klar und eindeutig sein und keine ironischen Äußerungen, Mehrdeutigkeiten oder Metaphern enthalten.
- Pro Satz sollte möglichst nur eine einzige Information gegeben werden.
- Die Schrift sollte gut lesbar sein und sich durch einen ausreichenden Kontrast von der Umgebung gut abgrenzen lassen.
- Das verwendete Papier sollte möglichst matt sein, um Spiegelungen zu vermeiden.

Friseurbesuch – mögliche Hilfen

Um in der Gesellschaft bestehen zu können, braucht es auch ein ordentliches Aussehen. Mögliche Hilfen sind z. B.:

- Es kann sinnvoll sein, dem Friseur mitzuteilen, dass man Probleme mit Berührungen, Gerüchen, vielen Menschen oder auch Small Talk hat. Wenn er um die Auffälligkeiten weiß, kann er sich besser darauf einstellen und die Bedingungen angenehmer gestalten. Ob man nur die konkreten Anliegen benennt oder auch das Wort Autismus verwendet, muss man im Einzelfall individuell entscheiden.
- Manchmal ist es möglich, gezielt solche Haarschnitte auszuwählen, für die man nicht dauernd erneut zum Friseur gehen muss. Dahingehend kann man sich beraten lassen.
- Vielleicht gibt es im Bekanntenkreis einen Friseur, der zum Haareschneiden nach Hause kommt. Ein bekannter Mensch oder die gewohnte Umgebung sind gerade bei unangenehmen Anforderungen sehr hilfreich.
- Aber auch dann, wenn man in den Friseursalon muss, kann man sich die Zeit dort angenehmer gestalten, beispielsweise die Lieblingslektüre oder einen vertrauten Menschen als Begleitung mitnehmen – und sich nach überstandener Prozedur mit etwas Schönem belohnen.

Gastgeber sein

Erwartet man Besuch, so kann Folgendes hilfreich sein:

- Manchmal lässt sich im Vorfeld klären, wie lange der Besuch ungefähr dauern wird. So kann man z. B. unauffällig fragen, ob man noch etwas zum Abendessen besorgen soll.
- Man sollte schon etwas vor dem vereinbarten Zeitpunkt fertig und bereit sein, die Gäste zu empfangen. Dazu gehört auch eine angemessene, saubere Kleidung.
- Es kann hilfreich sein, sich ein Gesprächsthema zu überlegen oder auch einige kleine Programmpunkte, die alle Beteiligten interessieren, falls Zeit dafür ist. Beispiele könnten z. B. sein: gemeinsam Urlaubsfotos ansehen, ein Gesellschaftsspiel spielen oder auch zusammen das Abendessen zubereiten.
- Bei einem längeren Besuch kann man zwischendurch auch ein bisschen nach draußen gehen, einen Spaziergang machen oder etwas ansehen, das alle interessiert.
- Wem es sehr schwerfällt, Gäste zu empfangen, der kann z. B. mit nahen Angehörigen (Eltern, Geschwistern etc.) üben, die es nicht übelnehmen werden, wenn nicht alles perfekt ist. Durch Üben lässt sich auch auf diesem Gebiet die Aufregung ein bisschen reduzieren.

Die Freizeit genießen – Tipps und Hilfen

- Häufig ist ein bisschen Unterstützung bei der Interessenfindung notwendig. Vielen Menschen mit Autismus gelingt es allein nicht, die unterschiedlichen Angebote auszuprobieren und so herauszufinden, was ihnen Spaß macht.
- Im Rahmen einer Ergotherapie oder des betreuten Wohnens lassen sich verschiedene Möglichkeiten der Freizeitbeschäftigung unter Anleitung ausprobieren.
- Autismusverbände bieten oft angeleitete Freizeitaktivitäten an, wo man zusammen mit anderen Betroffenen schöne Stunden verbringen kann.

- Die meisten Menschen mit Autismus bevorzugen ruhige Aktivitäten wie Museumsbesuche, den Aufenthalt in Bibliotheken o. Ä., manche jedoch lieben auch z. B. Discotreffs.
- Sportliche Aktivitäten sind als Ausgleich sehr sinnvoll, müssen aber oft behutsam angeleitet werden.
- Vor allem der Aufenthalt in der Natur wird meist als sehr erholsam erlebt.
- Haustiere können sehr angenehme Zeitgenossen für autistische Menschen sein – sie mindern das Alleinsein, geben Trost und Wärme; gleichzeitig sind die Hürden hinsichtlich des Kontaktverhaltens deutlich niedriger als bei menschlichen Begleitern.
- Viele Betroffene interessieren sich für Musik, Kunst o. Ä. und können auch hier passende Angebote finden, z. B. bei Volkshochschulen oder zahlreichen anderen Anbietern.
- Inklusion bedeutet, nicht zu fragen, was jemand kann oder nicht kann, sondern zu fragen, was jeder einzelne Mensch ganz individuell für eine Teilhabe braucht. Es ist also notwendig, sehr viel individualisierter vorzugehen als bisher. Das betrifft auch und gerade den Freizeitbereich.

Teilhabe von Menschen mit Autismus – wie und warum?

Auch autistische Menschen möchten dabei sein, und mit der richtigen Unterstützung kann das auch gelingen. Wir brauchen dafür ein Umdenken der Bevölkerung und müssen durch gezielte Öffentlichkeitsarbeit die anderen dabei anleiten, sich diesen Menschen zu nähern.

Was ist dafür notwendig?

- Wichtig ist es, die Existenz autistischer Menschen wahrzunehmen, statt sie zu verleugnen oder ihre Auffälligkeiten zu bagatellisieren.
- Man muss wissbegierig sein und sich informieren über ihre Besonderheiten und ihre Art zu leben, um sie und ihre Bedürfnisse wirklich verstehen zu können und ihnen angemessen zu begegnen.
- Diese Erfahrungen gilt es auch an andere weiterzugeben, damit wir eines Tages die Berührungsängste großer Teile der Bevölkerung abbauen können.

- Man darf sich dabei durchaus von den betroffenen Menschen emotional berühren und auch überraschen lassen. Sie sind liebe und liebenswürdige Menschen, was man erkennen kann, wenn man sich die Mühe macht, sie näher kennenzulernen. Und sie haben oft einen ganz eigenen Charme und Humor.
- Wir brauchen eine andere Haltung und müssen Vielfalt und Unterschiedlichkeit als die eigentliche »Normalität« erkennen und auch wertschätzen.
- An die Fachleute ergeht die Bitte, auf Konkurrenz unter den Experten zu verzichten, weil dadurch der Mensch, um den es geht, völlig aus dem Blickfeld gerät. Es gibt so viel Bedarf, dass jeder, der sich mit autistischen Menschen beschäftigt, sich keine Sorgen um seine Arbeit zu machen braucht.
- Wir müssen den Mitarbeitern und Leitern von Behörden, Politik etc. verdeutlichen, dass für eine Teilhabe von Menschen mit Autismus angemessene Unterstützung, Anerkennung und Finanzierung für alle Beteiligten nötig sind. Eltern autistischer Menschen müssen oft am Existenzminimum leben, weil es keine ausreichende Unterstützung gibt; zahlreiche Betroffene bleiben ohne Hilfe, weil Therapien nicht oder nicht ausreichend lange finanziert werden etc.
- Wir müssen alles tun, um Betroffenen wie Eltern eine menschenwürdige Situation zu ermöglichen.

Wichtig ist die gemeinsame Basis

Teilhabe autistischer Menschen:
Nicht weil wir autistisch sind.
Nicht obwohl wir autistisch sind.
Wichtig ist die gemeinsame Basis:
Wir wollen und können in vielen Bereichen dabei sein, weil wir – wie alle anderen Leute auch – Menschen sind.

Leben mit Autismus – ein Nachwort und eine Ermutigung

Kreativität und Authentizität

»Echtheit zu leben, das musste ich erst lernen und habe es unermüdlich mit meiner Psychotherapeutin geübt, die mir auch durch ihr eigenes Beispiel vorlebt, was es bedeutet, authentisch zu sein. Ich kenne nur wenige Menschen, die so echt wirken wie diese Frau, und ich glaube, in all den Jahren der gemeinsamen Arbeit hat sie mich nie belogen. Natürlich ist sie aufgrund der professionellen Beziehung nicht restlos offen mir gegenüber, aber ich merke, dass sie grundehrlich ist. Und das, obwohl es sicher nicht immer leicht für sie war, wenn ich sie auf sehr persönliche Aspekte ansprach. Aber vermutlich gehört dieses ihr Verhalten zu den wichtigsten Dingen, die sie für mich getan hat. Ich habe dadurch vieles gelernt, sehr davon profitiert und vor allem eine Lebenszufriedenheit erlangt, die ich so niemals zuvor kannte.

Ich wünsche mir insgesamt mehr Verständnis und Respekt für die Menschen in ihrer Vielfalt. Es fällt mir auf, dass Schulen und Universitäten große Mühe darauf verwenden, lauter gleichartige Menschen hervorzubringen. Früher gab es auch in meinem Beruf viel mehr Individualisten, nette, skurrile, ungewöhnliche und interessante Menschen. Ich habe den Eindruck, dass sie bewusst immer mehr verdrängt werden. Findet man sie zu unbequem und anstrengend? Aber unsere Gesellschaft funktioniert doch nur deshalb, weil manche Menschen andere und ungewöhnliche Denkweisen an den Tag legten, neue Ideen und Ziele hatten, die die Menschheit bereicherten.

Oft scheint das für die eigene Person durchaus erstrebenswert zu sein, anderen aber möchte man das offenbar nicht zugestehen. Vielleicht ist auch gerade das »Anderssein« autistischer Menschen der Grund dafür, dass man sich immer mehr für den Autismus interessiert. In einer Zeit, wo kaum Platz ist für neue Ideen, für Kreativität und Innovation, wo Gleichförmigkeit den geringsten Aufwand bedeutet und das höchste Gut bereits in der Schule zu sein scheint, sehnen sich wohl sehr viele Menschen danach, einzigartig und »verhaltensoriginell« zu sein.

Viele autistische Menschen haben sehr kreative Einfälle, sie gehen oft anders an Aufgaben heran als die breite Mehrheit. »Geht nicht« gibt's bei mir nicht, denke ich manchmal. Wenn ich eine Anforderung mit den üblichen Möglichkeiten nicht bewältigen kann, dann suche ich eben nach neuen Lösungen. Das hat mir und anderen Menschen schon manchen Weg geebnet, der andernfalls verschlossen geblieben wäre. Und so bleibt für mich die Hoffnung, dass wir alle irgendwann das Glück haben werden, eine Gesellschaft zu erleben, die neue Denkansätze, kreative Herangehensweisen und kulturelle Vielfalt wertschätzt und fördert. Es gibt mehr als einen einzigen Weg, an eine Sache heranzugehen und Dinge zu erledigen – und keiner dieser Wege ist ausschließlich richtig oder falsch, jeder hat Vor- genauso wie Nachteile.

Inzwischen erkennt man es auch in der Wirtschaft: Fortschritt hängt ab von Menschen, die die bestehenden Regeln infrage stellen, die also nicht die üblichen und vermeintlich bequemsten Wege gehen. Ein auf den ersten Blick unbequemes, ungewöhnliches Verhalten bringt uns alle voran. Das muss natürlich nicht notwendigerweise durch Menschen mit Autismus geschehen. Aber diese Erkenntnis kann helfen, auch unsere Andersartigkeit wertzuschätzen.

Manche Aktivitäten bereiten mir auch heute noch schon im Vorfeld zu viel Angst, sodass ich sie gar nicht erst angehe. »Das kann ich nicht, das überfordert mich.« – Inzwischen ist das ein Satz, der ganz selbstverständlich meine realistischen Möglichkeiten und meine Grenzen beschreibt. Im Gegensatz zu früher ist er nicht einfach so dahingesagt, sondern aus der Erfahrung heraus entstanden. Er ist manchmal durchaus frustrierend und resignierend gemeint, aber da ist nicht mehr der unglaubliche Schmerz, der diese Worte in früheren Jahren begleitete. Die Betonung ist eine andere geworden. »Das kann ich nicht, aber dafür kann ich ganz viel anderes.« So lautet meine Zusammenfassung inzwischen, und das ist gut so. Meistens jedenfalls. Manchmal tut es aber noch weh, wenn ich andere Menschen sehe, die wie zufällig zueinanderfinden, scheinbar spielerisch Kontakte knüpfen und das Miteinander genießen. Das würde ich mir auch für mich selbst wünschen. Diese Leichtigkeit fehlt in meinem Leben und macht es immer wieder schrecklich anstrengend. Und ich habe keine Langeweile, aber ich möchte doch nicht immer allein sein.

Aber ich vergleiche mich nicht mehr immer und ausschließlich mit anderen Menschen. Wenn ich früher Frauen in meinem Alter traf, war ich oft frustriert. Manche von ihnen waren auf den ersten Blick attraktiv, intelligent, nett und freundlich, beruflich erfolgreich, hatten einen lieben Mann und süße Kinder, ein selbstbewusstes Auftreten und scheinbar keinerlei Probleme. Durch das Vergleichen konnte ich also nur verlieren. Irgendwann bemerkte ich jedoch: Wenn man andere Menschen näher kennenlernt, werden sie menschlicher. Dann wird deutlich, dass jeder sein Päckchen an Schwierigkeiten zu tragen hat. Inzwischen habe ich mein Leben gefunden, ein Leben, das mir entspricht und das gut für mich ist. Und ich weiß jetzt: Manche der Menschen, die ich einst bewundert habe, führen durchaus ein völlig anderes Dasein als ich. Aber es ist eben wirklich nur anders, es ist kein besseres oder schlechteres Leben. Diese Erkenntnis macht mich im Großen und Ganzen glücklich und zufrieden. Und vor allem sehr dankbar für die Unterstützung.

Strategien, Wege und mögliche Lösungen

Alle müssen mithelfen

Wenn wir die Situation von Menschen mit Autismus wirklich grundlegend verbessern möchten, müssen alle mithelfen:

- Betroffene Menschen und deren Eltern sollten sich in den Verbänden organisieren, um gemeinsam Verbesserungen und Erleichterungen einfordern zu können.

- Jeder sollte im eigenen Umfeld den Autismus bekannter machen. Vielfach kennen auch Fachleute allenfalls die Extremformen, nicht aber das gesamte Spektrum und die ganz unterschiedlichen Erscheinungsformen. Man sollte also Hausarzt, Zahnarzt, Bekannte und Verwandte darüber informieren, damit wir irgendwann deutlich mehr Menschen haben, die sich besser auskennen.
- Vereine und Verbände bzw. Therapiezentren sollten Informations- und Fortbildungsveranstaltungen anbieten für Ärzte und Therapeuten in der Region, um die Berührungsängste zu nehmen und die Fachleute zu qualifizieren.
- Wir brauchen ein Netzwerk von Ansprechpartnern in allen Regionen, um Bereiche wie Schule, Beruf, Freundschaft und Alltag für Menschen mit Autismus zu erleichtern und zu verschönern. Jeder kann beim Aufbau dieser Vernetzung mithelfen.
- Und wir brauchen einen selbstverständlicheren Umgang aller Menschen miteinander, der durch politische Vorgaben notfalls auch erzwungen werden muss. Jeder einzelne Bürger muss seinen Mitmenschen ausgesetzt werden, egal, welcher Herkunft sie sind und aus welchen Verhältnissen sie stammen. In der räumlichen Distanz und der Abwesenheit von Information wachsen Vorurteile, die sich erst durch persönlichen Kontakt zerstören lassen. Nur so lässt sich wohl eine Separierung im Sinne einer »Mehr-Klassen-Gesellschaft« verhindern, die weite Kreise der Bevölkerung unglücklich macht und politischen Extremismus fördert. Wenn man sich aber erst einmal kennengelernt hat, fällt es deutlich schwerer, einander zu hassen.

Veränderungen – Fluch und Segen zugleich

Die meisten Menschen mit Autismus haben ausgeprägte Angst vor allem, was sich verändert. Variationen machen Angst, weil die Sicherheit fehlt. Vielleicht ist das auch einer der Gründe dafür, weshalb Autismus-Spektrum-Störungen in den letzten Jahren deutlich häufiger diagnostiziert wurden als früher.

Das Leben aller Menschen ist einfach so viel unberechenbarer geworden. Und wenngleich man oft spürt, dass das Alte und Bestehende, das Gewohnte und Bewährte sich überlebt haben, so schreckt man doch davor zurück, sich davon zu lösen. Obwohl wir längst wissen, dass vieles anders werden wird (werden muss), sind wir oft überrascht, dass die Ereignisse uns überrollen. Dabei wird uns in diesem Moment lediglich bewusst, was wir lange verdrängt haben und nicht wahrhaben wollten – dass der Fortschritt eine neue Realität geschaffen hat, der es sich zu stellen gilt und die vielleicht sogar einige Vorteile bringen kann, wenn sie erst zur Routine geworden ist.

Alle Menschen zu allen Zeiten haben Veränderungen erlebt und auch gemeistert. Die industrielle Revolution schien der größte jemals stattgefundene Wandel zu bleiben – aber die digitale Revolution wird sie um Längen übertreffen. Jeder einzelne Bereich des Lebens ist davon betroffen, und das macht Angst – jedem.

Aber die Antwort darauf kann nicht die Sehnsucht nach der »guten alten Zeit« sein. Das Verdammen von technischem und wirtschaftlichem Fortschritt hilft niemandem. Schon Charles Darwin erkannte vor langer Zeit, dass es nicht die stärkste oder die intelligenteste Spezies ist, die überleben wird, sondern »diejenige, die sich am ehesten dem Wandel anpassen kann«.

Wir müssen uns also auf den Weg machen, alle zusammen. Ohne Veränderungen kann es keine erfolgreiche Zukunft geben, für niemanden von uns. Aber wir müssen bei allen Veränderungen auch wirklich alle Menschen mitnehmen und auch diejenigen unterstützen, die dafür länger brauchen und davor mehr Angst haben als andere. Und wir müssen diesen Menschen auf der anderen Seite auch gestatten, in ihrem Leben Rituale und Routinen einzubauen, die sie beruhigen, um all die Neuerungen bewältigen zu können.

Auch in meinem Leben hat sich in jedem neuen Lebensjahr vieles verändert. Das meiste davon gefiel mir am Anfang nicht, und doch hat sich dann, wenn ich mich daran gewöhnt hatte, ganz vieles zum Besseren verändert. Das ermutigt mich, auch in Zukunft Veränderungen zuzulassen, in meinem Tempo und mit all den Hilfen, die dafür nötig sind.

Aus meiner Sicht sind folgende Voraussetzungen notwendig, wenn es gelingen soll, sich auf Neues einzustellen:

- Informationen zu den Hintergründen: Warum sind diese Veränderungen notwendig? Welches sind die Gründe dafür? Für autistische Menschen ist es oft sehr wichtig, die Notwendigkeit einer Maßnahme nachvollziehen zu können.
- Informationen zu den Folgen: Worauf muss ich mich einstellen, was wird mich erwarten, was wird von mir verlangt werden? Und vor allem: Was werde ich durch die Veränderungen gewinnen, was wird sich für mich verbessern?
- Maßnahmen überlegen: Was kann ich ganz konkret tun, um die Situation für mich leichter zu machen? Wie sieht meine Strategie aus?
- Sicherheiten einbauen und »Notfallplan« überlegen: Wer steht zur Verfügung, wenn ich Fragen habe oder doch mehr Hilfe brauche als zunächst vermutet?
- Optimismus: Ich habe mich gut auf die Neuerungen vorbereitet und einen guten Plan für mich erarbeitet, also werde ich es schaffen.
- Konsequenz: Dann, wenn alles perfekt vorbereitet scheint, sollte man auch wirklich konsequent den eigenen Plan befolgen.

Ein gutes Leben – Glück oder Verdienst?

Schon die Frage nach der Ursache für verschiedenartiges Leid führt uns nicht weiter. Warum haben es manche Menschen von Geburt an so viel schwerer als andere? Darauf finden wir keine befriedigende Antwort, müssen unser Leben und unsere Situation also einfach so hinnehmen und versuchen, das Beste daraus zu machen. Was aber ist der Schlüssel zum »Erfolg«? Wie kann es gelingen, auch mit Autismus ein gutes Leben zu führen? Spielt die Erziehung eine Rolle? Die elterliche Unterstützung – und wenn ja, was ist richtig und was falsch? Ist am Ende alles doch nur reine Glückssache oder ein »Geschenk von oben«? Oder ist das Wohlergehen auch von der eigenen Mitarbeit abhängig? Kann man selbst also etwas tun, um sich das Leben leichter und vor allem schöner zu machen? Und wenn ja – was genau kann man tun?

Fragen über Fragen, auf die niemand wirklich exakte und universelle Antworten geben kann, weil eben das Leben und die Lebensumstände auch von Menschen mit Autismus ganz verschieden sind.

So bleibt mir nur eine Aufzählung all dessen, was Unterstützung bieten kann – neben all den Maßnahmen, die als therapeutische und sonstige Hilfen bereits beschrieben wurden:

- Die Eltern sind für den Autismus ihres Kindes nicht verantwortlich, wohl aber können sie durch einen guten Umgang mit ihrem Kind dazu beitragen, dass es sich gut entwickelt. Eine liebevolle, aber konsequente und an Regeln orientierte Erziehung hilft autistischen Kindern, sich zurechtzufinden.
- Wichtig sind Geduld und Optimismus. Auch wenn viele Entwicklungsschritte verzögert ablaufen, darf man niemals aufgeben. Nicht selten lässt sich auch noch in späteren Jahren der Entwicklungsrückstand vollständig aufholen.
- Ein positives Denken und Achtsamkeit sind notwendig, dann kann man oft auch kleinste Verbesserungen als großes Glück wahrnehmen.
- Alleiniges Schimpfen über Missstände und Forderungen nach immer mehr Unterstützung helfen nicht weiter, viel wichtiger ist es, auch selbst ins Handeln zu kommen. Gewiss, es gibt noch viel zu tun, aber jeder ist herzlich eingeladen, dabei im Rahmen der eigenen Möglichkeiten mitzuhelfen – in Vereinen und Verbänden, im Alltag und überall dort, wo man mit Menschen zusammenkommt.
- Und schließlich möchte ich auch an unsere Dankbarkeit appellieren. Vieles, was gut ist in unserem Leben, ergibt sich einfach so. Zahlreiche Menschen engagieren sich haupt- oder ehrenamtlich, opfern ihre Zeit und stellen ihre Fähigkeiten zur Verfügung, damit es anderen besser geht. Manches geschieht ganz ohne eigenes Zutun, einfach durch glückliche Fügung. Das alles macht mich zutiefst dankbar, denn es ist nicht selbstverständlich. Ich denke an die vielen Menschen in den Autismusverbänden und Therapiezentren, die auch mir damals eine wichtige erste Anlaufstelle waren, um die richtigen Weichen für mein Leben zu stellen. Ich denke an meine lieben Eltern, die mich ganz selbst-

verständlich so nahmen, wie ich war, und die mich intuitiv bestmöglich gefördert, beschützt und unterstützt haben. Ich denke an meine Ärzte und meine lieben Therapeutinnen aus Psycho- und Ergotherapie, die sich weit über das übliche Maß hinaus um mich bemühen. Vielen lieben Dank für alles Engagement und alle Unterstützung!

- Ich selbst habe stets getan, was immer ich tun konnte, um meine Situation zu verbessern. Daneben weiß ich aber, dass ich auch viel Glück hatte, wofür ich sehr dankbar bin. Vieles wird mir auch heute noch ohne mein Zutun einfach geschenkt, ich darf die Erfahrung machen, dass ich mich auf Gott verlassen kann, der sich nicht nur um mich selbst kümmert, sondern der auch den Menschen beisteht, die mir lieb und wichtig sind.

Wir wissen heute so vieles darüber, was ein gutes Leben ausmacht, wie Glück und Unglück entstehen. Forscher erläutern uns, was man für ein glückliches und gesundes Leben tun muss oder unterlassen sollte. Und trotz allem: Wohlbefinden, Glück und Gesundheit bleiben letztlich Geheimnisse und Geschenke. Es wohnt ihnen immer ein Zauber inne – sie sind gegeben und zugleich durch Mitarbeit erreicht. Geschenk und Menschenwerk, Gnade und eigenes Zutun.

Ich möchte auch durch mein eigenes Beispiel zeigen, dass vieles möglich ist, und durch eine immer früher beginnende und immer bessere Förderung autistischer Kinder wird es künftig noch viel mehr Verbesserungen geben. Aber ich möchte vor allem auch dafür werben, auch nach einer entsprechenden Diagnose keinen Lebensentwurf auszuschließen. Vieles ist mit guter Unterstützung realisierbar, und auch die Lebensplanung autistischer Menschen muss sich in erster Linie an ihren eigenen Wünschen und Vorstellungen orientieren – damit sie alle ein schönes und ein glückliches Leben führen können.